欣梦享
ENJOY LIVING

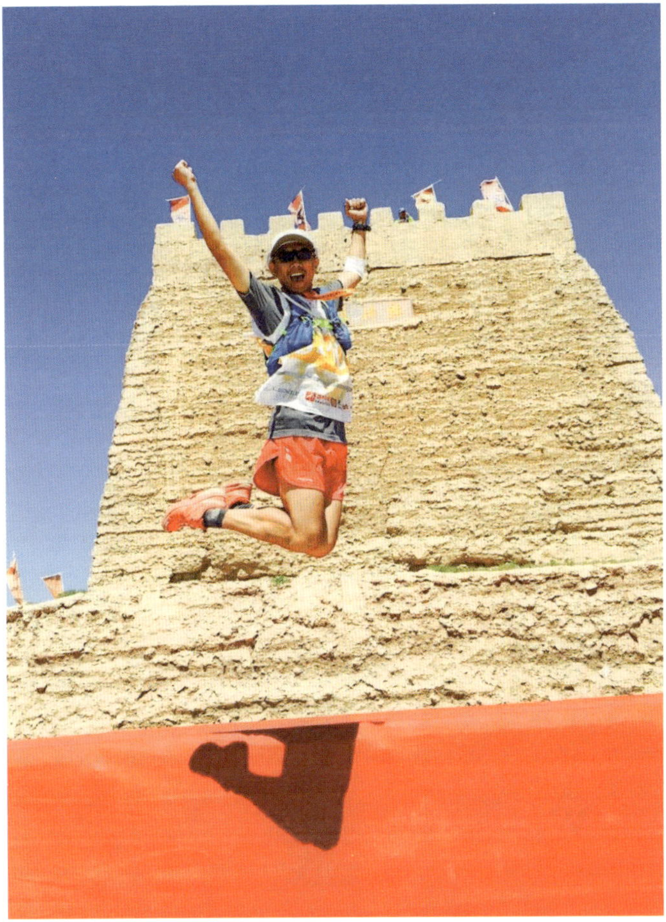

2015 年　张掖腾讯“益行家”古长城公益挑战赛　100 千米　团队亚军

对于我来说，“到此一游”最好的方式就是跑一场步，
用脚丈量山川湖海是一件多么浪漫的事。

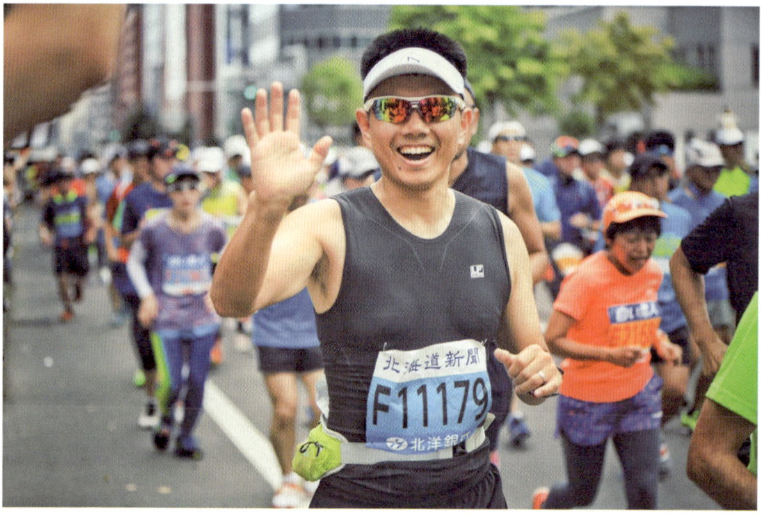

2017 年　日本北海道马拉松赛

走出国门，跑步，让我更好地了解世界，认识一座城。

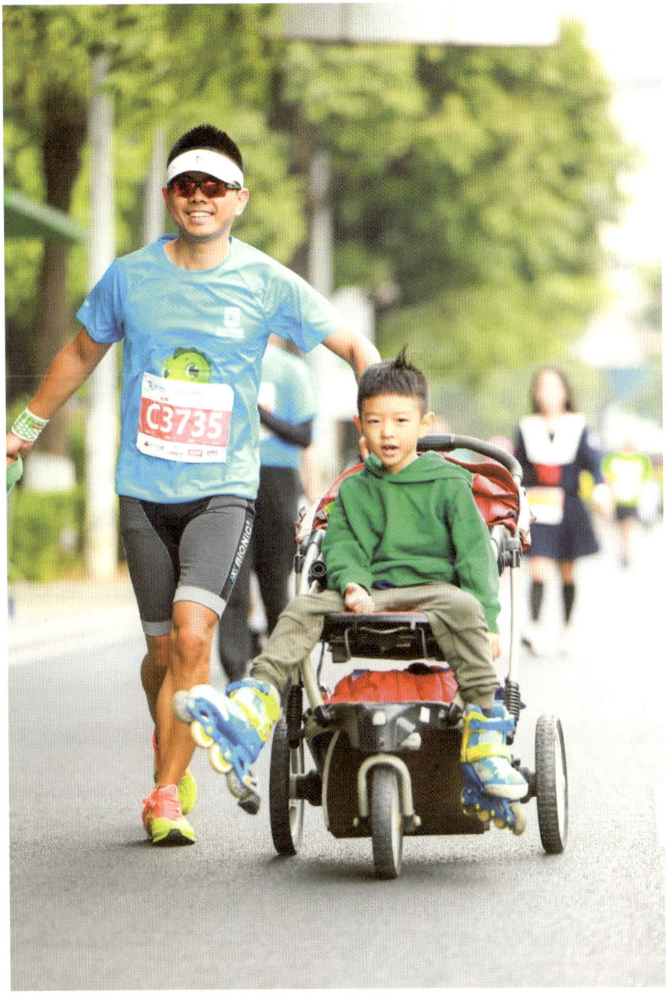

2019 年　河源万绿湖国际马拉松赛

带着儿子体验马拉松，是难得的亲子时光。

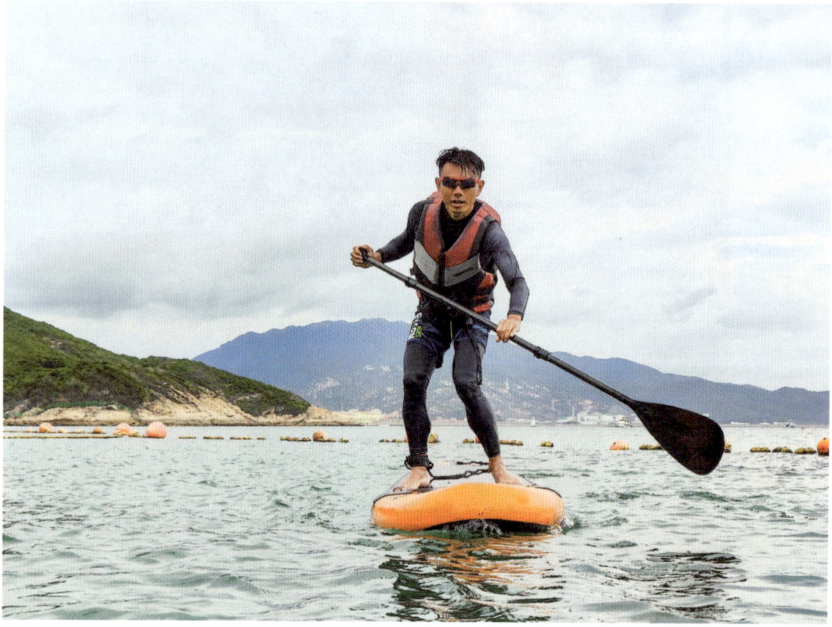

2022 年　深圳大鹏半岛　桨板 2 级技能

因为跑步，逐渐喜欢上其他运动，攀岩、滑雪、潜水……
寻求生活的另一种可能。

跑步十年

老虎 ››› 著

江苏凤凰文艺出版社
JIANGSU PHOENIX LITERATURE AND ART PUBLISHING

图书在版编目（CIP）数据

跑步十年 / 老虎著 . -- 南京 : 江苏凤凰文艺出版社 , 2023.4

ISBN 978-7-5594-7530-5

Ⅰ . ①跑… Ⅱ . ①老… Ⅲ . ①散文集 – 中国 – 当代 Ⅳ . ① I267

中国国家版本馆 CIP 数据核字 (2023) 第 019400 号

跑步十年

老虎 著

责任编辑 王昕宁
特约编辑 闫雯晰
装帧设计 木南君
责任印制 刘 巍
特约监制 杨 琴
出版发行 江苏凤凰文艺出版社
南京市中央路 165 号，邮编：210009
网 址 http://www.jswenyi.com
印 刷 三河市兴博印务有限公司
开 本 880 毫米 ×1230 毫米 1/32 插页 4
印 张 8
字 数 157 千字
版 次 2023 年 4 月第 1 版
印 次 2023 年 4 月第 1 次印刷
书 号 ISBN 978-7-5594-7530-5
定 价 49.80 元

我的十年，

是完完整整归顺于跑步的十年。

推荐序

一

我们都是时代大潮中的小人物

你关心的也许是：老虎是怎么从80公斤的白胖子减成65公斤的肌肉男？但我要告诉你的是：他如何跑出生活逆境，实现职业自由的故事。

时光不经算，想要正经推荐他的故事时，仔细一想，原来我认识他已将近八年了。

这八年里，我们和我们共同的朋友，都伴随着这个行业经历了很多起起伏伏。有的人经历了人生的低潮，甚至往生而去；有的人平稳度日，没有太大变化；有的人蹚过至暗的时光，终于找到自己的战场。老虎就属于后者。

第一次见到他时，他来应聘，我面试他。第一印象是浓眉大眼，挺帅的一个山东男孩。稳重，话不多，不急于回答我的问题，都是想好了再说，回答得坦诚、精炼和朴实。当时他的职业是某地方电视台记者，业余拍客。

我记得当时我问他：“好端端的电视台的工作，为什么要辞职来北京？”他答：“就是想来看看。”这背后，藏着很多话不说，比如他没有描述前东家的不好，没有描述来北京创一番事业的过高期望，也没有坚定地跟你说一定会对贵公司有多大的贡献，他只是说“想来北京看看”。

签入职申请书的时候，人事来找我，说老虎是专科学历，要把薪水往下压八百元。我说别说八百元，就是再往下压五百元他在北京就没法生活，为了这几百元，我和人事掰扯了半天，最后人事同意了原定的薪水。但是说实话，那个薪水还是很低，也就刚刚够他维持最低标准的生活。

然后，我们就在同一个小组工作了三年，在行业中也算小有业绩。后来，这家如日中天的公司被更大的资本收购，经历了在美国上市、股价跌破发行价、资本方介入经营及几轮高管动荡后，我们的股权协议成了一张废纸。几个月的时间，人员如鸟兽散。我已经记不清最后的散伙是怎么发生的，人一个接一个地默默离开，原来并肩作战的同事，如今挥手说再见，连去向都不曾告知，就这样变成了熟悉的陌生人。

我记得是某个周末的下午，我去公司收拾东西。当时我已经谈好了下家，但还没有告诉同事们。上到三楼，就看到老虎坐在工位上值班，偌大的一层楼只有他一个人，我都不记得我安排他周日值班，从背后看过去，他在做一个表格。我从另一侧绕到工位上，没有跟他打招呼，收拾完东西静悄悄地走了，一边走一边掉眼泪……一边恨自己太矫情，一边觉得过去我们的那些拼搏，我曾经忽悠他们的那些未来和理想，就这么轻易地随风而散了……

资本的每次律动，对于在这个行业里打拼的小人物来说，都是人生的巨变。我们只能手拉手,希望能抵御一次次的冲击。

但是，在巨大的生活压力下，人和人的关系是那么脆弱。这么多年，老虎和他妻子所经历的艰难时光，如果不是看他写的文章，我们都不甚知晓，他没说，我们也没帮过忙。

后来，他去了另一家行业领头羊的视频网站，做移动端视频项目。后来，项目夭折，他们部门被转到市场部。再后来，听说他辞了职。

听到他辞职的消息时，我心里蹦出的第一个念头是“你中了什么邪”。在我的印象中，他一直很稳重，可这次为什么做了这么一件不稳重的事儿呢？当时他岳母罹患重病，他妻子为照顾母亲辞职在家，他们住在偏远的北京西红门，还有一个一岁左右嗷嗷待哺的孩子……他，居然辞职了！

老虎辞职后，做了一个微信公众号，叫“跑步者说”。

2014 年 1 月 13 日，“跑步者说”公众号更新了一篇文章，讲述了他为什么开始跑步："妻子怀孕了，作为一个恋家的男人，每次下班出了地铁，我都会高步频地往家飞奔，地铁到家仅两分钟的路程，经常累得我小腿酸胀，为了告别臃肿的身材，我做了一个艰难的决定：跑步。"

经历了一次家人的离世后，老虎说自己顿悟了。

"我好像突然就明白了很多事，我想起曾经浑浑噩噩的八年，我是以多么轻浮、不智、放任的方式活着啊，我用无所节制的贪婪阻碍着那些触手可及的美好，毫无遮拦地满足着膨胀的私欲，却不经意间怠慢了人生。所以，我为什么要跑步？没有那么多矫情的梦想和理由，我只是害怕死亡，我渴望真正的生活。"

于是，他就开始了边跑步边运营公众号的生活。

生活，就这样平平淡淡地过着，一圈朋友都陷在各种不靠谱的项目里奔命，已经很少有机会能聚到一起，我也很少再见到他。不像其他公众号运营者那样，每天玩角色扮演，摘抄不同的内容，更新不同的号。他坚持每天跑步，3 千米、5 千米、10 千米……每次都默默地把记录图晒到朋友圈；他坚持写跑步文章，"跑步者说"的订阅用户每天稳定地增长，渐渐突破了一百、一千、一万……慢慢地，有了跑友留言，他就在后台跟跑友交流。再后来，开始听跑步圈里的人提到这个公众号，也能够在朋友圈里看到有人转发、分享他的文章。

一年后，我们再聚会，他扛着儿子走进来时，所有人都惊呼起来："把那个白胖子还给我们！"

"跑步者说"的订阅用户涨到一万的时候，老虎发起了"百人百天"的活动，这是从线上到线下的一次质变，他的社群开始渐渐成型；涨到两万人的时候，老虎又发起"百城百天"的活动；涨到三万人的时候，老虎和妻子在康保草原兴致勃勃地给大家发语音。变化就这样一点一点地到来。

在 2014 年 11 月，订阅用户涨到了六万人，老虎感慨道："生活中真不要小看任何一个漫不经心的决定，它在不知不觉间会让命运发生巨变。"

截止到 2017 年，老虎的"百人百天"跑步社群每期的班级有十个群，每天有超过一千个人，在全国各地，在天刚刚透亮的时候出门，和老虎一起奔跑在路上。

老虎和妻子一起熬过了人生中最灰暗的时期，互相扶持，一起运营"跑步者说"和"百人百天"活动。老虎已经跑过三十多场马拉松，拿过三十多块奖牌。

老虎说，他还清楚地记得那些晨起跑步的情景，有时候北风呼啸，有时候雪花飞扬，虽然每一天起床跑步时天都黑得透彻，却会让内心更加笃定、平和，因为那是黎明前的黑暗。它代表着希望，只需要跑上一段路程，第一缕阳光就会打向渗着细汗的鼻尖，折射到眼睛里，感觉整个人都散发着光芒。

就在这一年，行业大势也在悄悄地发生着改变。移动互联网崛起，微信火爆，尤其是 2013 年和 2014 年，是微信公众号的爆发期。跑步，也忽然风靡一时，跑步的人骤然增多，各种赛事应接不暇，许多人开始把跑步当作是一种生活方式，“跑马”也成了很多人炫耀人生的另一种方式。

许多人都抱怨自己没有赶上机会，赶上机会的又抱怨自己没有眼光，眼光毒辣的则抱怨自己没有行动。其实，也许仅仅是因为你没有在那个凌晨四点的北京清晨，从荒凉的地铁4号线起始站一路向北跑下去，跑到鼻尖渗汗，跑到撕心裂肺，跑到第一缕太阳升起，跑到觉得自己光芒四射。

如果你在清晨的马路上，
看到一个白胖子正努力地迎着阳光奔跑，
请停下来给他鼓个掌，好吗？

张晓晶

济南松间月文化传媒公司总裁

自序

一

十年磨一剑

胡适先生写过一本书，名叫《四十自述》，读来感叹，为他四十年的丰富经历和精彩生活着迷。如今，我也到了40岁，回想来时路，不论从文字功底还是思想境界，都无法与胡适先生相提并论。但毕竟人到四十，时间的光影落在身上，总会留下一点痕迹，特别是近十年的生活，真真切切地记录着而立之年到不惑之年的身心变化，不禁感叹古人对人生节点归纳、把握得精妙，不偏不倚，不早不晚，不多不少，十年风雨，淋漓酣畅。

很喜欢这样一段抒怀：十年，是苏东坡

追忆爱情时，笔下的“十年生死两茫茫，不思量，自难忘”；是曹雪芹穷困潦倒时，坚持写就《红楼梦》的“字字看来皆是血，十年辛苦不寻常”；是路遥在《平凡的世界》里，以十年为跨度，书写出命运跟随时代的变迁……

而我的十年，虽然没有惊心动魄和鸿篇巨制，却也历经世事沉浮，人间悲欢。“桃李春风一杯酒，江湖夜雨十年灯”，这盏灯，于黑暗中给我指引，于冷风中给我温存，它照亮了我的周身，让我从晦暗的生命里渐渐散发出细弱的光芒，**这盏灯，就是跑步**。我的十年，是完完整整归顺于跑步的十年。

有人总结过跑步一年和跑步十年的变化，大体是说，跑步和不跑步的人，刚开始没什么差别，一年、五年、十年，时间越久，差别才越明显，这包括身材、健康和精神。

为什么会这样？我觉得它让我**找到了生活的寄托，找到了人生之乐，发现了内心之美**。经常听到有人说，哎，我太累了，不想动。其实这种累是思想的累，然后拖累了肉体也无法放松。

跑步后我发现，你不想动而去动的时候是最爽意的。因为**先战胜了思想的苦，后体味了行动的甜**。这就应了村上春树的那句“今天不想跑，所以才去跑”的精神内涵。不想跑是“难”，才去跑是“上”，生活就需要这种迎难而上的能力和劲头。

但这种能力不是一次两次就可以习得的，它需要日复一日不断地去强化。如果缺少这种能力，当你累的时候，会去熬夜、喝酒，透支自己的结果是越来越累。有了这种能力，你不会太怕事，大不了跑个 10 千米，虽然跑完了压力还在那儿，但你的承受力变强了，虽然烦恼没减少，但巨大的愉悦感已经让你不把那些烦恼放在心上。

跑步累吗？确实累。但它比生活更累吗？远没有。奇怪的是，我们就是可以用跑步的累消解生活的累，难道这不是命运给予众生最幸福的馈赠吗？

跑步十年，我觉得时光在倒流，岁月不饶人，我也从没饶过岁月，跑步给了我更好的身体、更好的身材、更宁静的精神世界，它在我遇到烦恼、困惑、无助时，给我勇气、力量和希望。

人活着，就要有一些小小的爱好，来支撑柴米油盐的琐碎和疲惫，每天 1 个小时的跑步放空，可以让生活充满期待和快乐。

书中对于我十年变化的平铺直叙，更多的是一种生活方式的探索，往往都是从一种不满中逃离，然后投身于另一种不满，如此反复，直到在这个过程中慢慢品咂出满意的味道，但没过多久，又无所适从了。生活的本质也大致如此吧，不断变化，变化不断，我们只能以不变应万变，而这种不变，也许就是对初心的那一份坚守。持续探究更好的自己，始终坚持做对的事，哪怕只有一件，也是好的，本书的内容主轴就是围绕跑步这一件事徐徐展开的。

胡适先生说，写自述的目的，是将自己的生活经验毫无保留地分享，为史家做材料，为文学开生路。我的十年自述远达不到如此高度，但我还是有一点奢盼，如果读者在阅读的过程中，哪怕只有一章、一节、一句、一字触动到内心，对我来说，都是莫大的欢喜；如果你读完本书还能付诸行动，把想做却始终没有去做的事正式开启，那我相信这一定是十年积攒的福气，有你的一半，也有我的一半，这应该算作是我跑步十年最顺遂心意的收获。

目录

CONTENTS

第一章
起跑加载，迷茫蛰伏

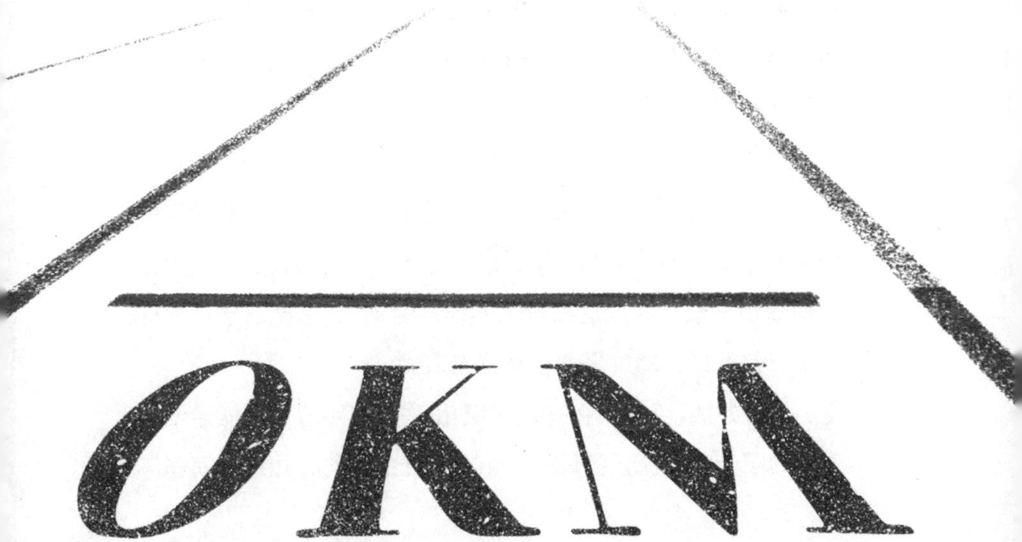

缘起：痛苦不可避免

今天是 2021 年的 10 月 15 日，星期五，深夜的深圳，我坐在阳台的木桌旁，敲下这些文字。就在三天前，我学着苏轼当年被贬谪黄州时，在东坡上种田自称“东坡居士”的做法，也给自己起了个名号：阳台居士。

为什么叫这个名字？因为在刚刚过去的一年时间，我在一个不见阳光的小屋里深深蛰伏，每隔几天，都要把一盆榕树搬到小拖车上，再乘坐电梯爬到顶楼的天台，几番折腾，只为给植物晒晒太阳，我把这种行为称作“遛树”。它比遛狗、遛娃多了一丝滑稽，却也平添了几分无奈。

没有办法，我自购的房子租不出去，二手房市场低迷不好卖，为了开源节流，我只好中止在别处的租约，扎进这间逼仄的小屋。在不见阳光的日子里，生活仿佛进入轮回，就像十二年前的 2009 年，我跑去北京打拼，第一处租的地方就是见不到阳光的地下室。人这一生真的是起起伏伏，命运时有馈赠，时有捉弄，时而天光大亮，时而暗无天日，像极了昼夜交替，寒来暑往，无法阻挡，也阻挡不了。

只是，与十年前时常感到无助的自己相比，现在的我多了一件傍身的武器，不论心情是好是坏、天气是冷是热、工作是忙是闲，我都要把它拿出来，仔细“擦拭”，直至显现出光芒，这件武器就是——跑步。

说起来，跑步已经融入我的生活十年了。如果没有跑步，我真不知道这几年应该怎么熬。30 岁之前，我是一个基本没有兴趣爱好的人，就算喜欢篮球、游泳，也是三天打鱼两天晒网，直到开始了跑步，命运才向我打开了另一个世界的大门，让我明白，生活本来是有意思的，了无生趣的是那个萎靡不振的自己。

如果生活中总是把“没兴趣”或“无所谓”挂在嘴边，整个人就会趋于颓势，打不起精神，轻易接受生活的假设。我不记得从什么时候开始，命运好像从我这里抽空了一切，物质上的和精神上的。

我经常悲怆地暗自叹息：生活真难啊。体检各项指标异常，月光族，钱总是不够花，每天都是在混日子。特别是年过三十，会突然发现，生活好像处处都与自己作对，工作上不开心，学习上不顺心，爱情上不随心，生活上不安心，总之，对周围的一切都不满意。这种低郁的心绪弥漫不散，精神的匮乏导致物质的贫穷，久而久之，对自己就产生了越来越多的怀疑。这种怀疑令自己心痛。

在疼痛发生的时候，有的人选择回避或者是漠视，有的人选择痛击或者是接纳。日本作家、跑步者村上春树特别推崇一句话："疼痛无法避免，磨难却可以选择。"

而彼时正处于低谷的我，似乎疼痛无法避免，磨难也不可选择，任由命运摆布。最开始选择跑步，其实没有想太多，只是为了改善身体状况，压根没想到跑步可以抚慰内心，更没想到它竟然成为我日后的主要经济来源。

在心灵贫穷和金钱匮乏的那些日子，我一个人奔跑在黎明前的黑暗中。寒风撕扯着我的外衣，呼啸着吹进我的胸腔，我低着头，不作声，在粗重的呼吸里一步一挪地向前跑。也许是每天 1 个小时的跑步时光给我提供了思考的空间，我对许多事情有了更为透彻的认识，对自己有了更多的把握，也想起了"心灵经济学"那个贴切的理解：**在心灵世界中，激情、坚忍、精神和信念都可以担任金钱的角色。我似乎看到了肉体里的神祇，当我跑步时，那些汗水和思考，是对护佑我肉体的"家神"表达的敬仰。**

不知道为什么，突然有一天，当我跑完一个 10 千米，从身体深处长长呼出一口气时，竟毫无来由地冒出一句话：生活真美好啊！

我当然知道，这种美好，来源于漫长低郁情绪里的隐忍，在遍布石块的土层之下，靠着生命本能努力向上生长，最终从狭隙中偷得一寸光阴的倔强。

说实在的，虽然到今天已经跑步十年，但经常会有恍惚，不敢相信跑步竟成为我生命中的“贵人”，也许过往岁月中的一切波折，都是在准备着，准备着有一天我穿上跑鞋，迈开步伐，跑向另一片天地。

迷茫着蛰伏着

2005年，我的第一份工作是在淄博一家国有企业电视台，沾了在学校时担任文学社社长的光，还没有毕业就进去实习了。每到月底，台长会挨个把员工叫到她的办公室，出来的时候，同事们手里都会有一个厚厚的信封，是握着的；我的也是一个信封，薄的，是捏着的，却捏得很紧，盘算着是先把欠费的手机开通，还是把欠着的人情还掉，那时候我月薪四百一十元。

别小看这四百一十元，在那个偏远的小城，这些钱能维持我一个月的房租、生活费和电话费，但仅限于此，其他的都是非分之想，如果哪天没忍住口腹之欲，吃了顿大餐，就要面临着月底手机停机的局面。有一次，我拿着还没焐热的四百一十元请一个姑娘吃饭，花了一百多元，那个月台长对我说得最多的一句话就是，手机还没开通啊？

工资是少了点，但工作起来却真卖命。跟着师傅学摄像，跟着老师学写稿，跟着修理班师傅上工地铺线缆，末了还要深入小区收缴有线电视费。每一个工种都干得津津有味，生活充实且满足。那个时候，电视节目做片子分为对编和非线性编辑（是一种借助计算机来进行数字化制作的视频编辑方式）两种，我一般都是趁着老员工午休，打开对编机，去熟悉每一个按键。晚上下班后，一个人潜到办公室，不敢开灯，拉上窗帘，打开电脑的非线编，把鼠标放到每一个图标上面，从显示出的提示词上了解它的功能，不厌其烦地把一段视频剪得面目全非，丝毫不在乎自己面容憔悴。累了就在地上铺几张报纸，和衣而卧，迷瞪一会儿继续爬起来钻研，如饥似渴，近乎贪婪。

2005 年，大学毕业后第四年，是我工作的黄金年代。虽然我依然在人情世故上表现得木讷、局促，但对周围的一切都保持着强烈的好奇心，热爱每一次新鲜的挑战，享受每一次挑战带来的成就。

我相信谁都有过那么一段为了梦想疯狂打拼的日子，而我当时流的泪水和汗水都是学生时代脑子进的水。我在初中时就开始“不思进取”了，凭着文章经常被语文老师当作范文在全班朗读的心理优势，我经常写些打油诗逗自己班或者隔壁班的女生开心，但我就这么点出息了，你能相信我第一次谈的那场恋爱，连姑娘的手都没牵过吗？性格内向一直是我心里的痛，这种痛在初中毕业时爆发了，因为之前和我一起玩的小伙伴都去了高中，而我去了一所中专。

人的成功和失败都是有惯性的，到新的寄宿学校后，因为离开了父母和熟人的视线，我决定来一次彻彻底底的改头换面。反正大家彼此都不熟悉，那么我假装是一个强者，你们又怎么能知道我是演的呢？我发现打篮球的男生特别受女生欢迎，于是就苦练篮球，练成了班里的主力队员，并在全校的篮球比赛中拿到冠军；后来，我还苦练五笔打字，进入了校计算机队，成了当时全校打字最快的人。这一切，都让我坍塌的自信心得以重造，并依靠这些，让我有胆量去牵一个女生的手。

考上大专后，依然延续了扮演强者角色的做法。为了吸引眼球，锻炼自己的胆量，我报名参加班干部竞选，当上了宣传委员兼组织委员；知道自己不擅言谈，为了增加交际能力，报名参加校文学社，特意选择了通讯部，成为一名小记者，以采访老师和院领导为荣，虽然繁重的采访任务经常让我感到疲惫，但我看到了自己的成长；后来，我还成为辩论赛的四号辩手，在系里的辩论比赛中勇拔头筹，之后顺理成章地当上文学社的社长，直到分配到企业电视台工作。

如果在那个阶段与我相识，你一定不认为我是内向的人，不擅言谈；你一定不知道我最发愁怎样与人交流，最享受的是孤独。我为了改变那个曾经低迷的自己，花了整整七年的时间。

又总觉得哪里做得不对，因为随着对自身要求的提高，我发现离那个最初的自我越来越远，甚至有时候会劳累、困顿、局促不安。我觉得到了主动做出改变的时候了，于是向朋友借了两千元，又拿出自己攒的一千元，只身跑到北京学习影视包装，转过年的 2007 年春天，我毅然离开了那个三线小城，走的时候，我的工资涨到了每个月一千二百元。

那之后回到老家烟台，我在荣成电视台应聘了一份后期编辑的工作，开始了枯燥的剪辑生涯。那时候我才发现，原来剪辑也是需要创意的，那种剪断拼接只是最初级的工作，而我在这方面显然差得太多。试用期结束后，主管领导找我谈话，告诉我记者部缺人，要不你过去试试？其实我知道，那只是一种善意的提醒，这里不适合你。

当时，我感到既挫败又兴奋，因为我最向往的还就是采访，那些日复一日地后期剪辑早已让我难以忍受。而每天接触不同的人，经历不同的事，在我看来则具有巨大的吸引力，我总想体验各种不同的生活方式，觉得那才是生活该有的样子。

我梦寐以求地当上记者后，第一次出去采访就遭遇了尴尬，面对采访对象，我甚至都不知道要问什么问题，只能向资深记者讨教，死记硬背地记下他教给我的几个问题，就匆忙上阵。接下来的两年，我又开始了与内向的自己较劲的过程，慢慢地做到轻车熟路，最后经常能成为当月采访量最多的记者。那一段日子，每一天都新鲜刺激，总能体会到如鱼得水的快感。

记者这份工作干久了，很容易滋生骄奢之心，每天有那么多人哄着你，甚至怕你，无形中会滋生出一种虚假繁荣的自尊心。在经历许多次醉生梦死之后，突然有一天，我开始鄙夷自己。从内到外彻底审视自己之后，我确信那不是我真正想要的生活。

其实，还有一个更真实的原因，我们开始还房贷了。这时候，我和妻子（当时还是女朋友）开始感受到生活的压力，日子真的有点窘迫。在一个看起来相当沉闷和平凡的日子里，我们俩站在命运的三岔路口，相视一笑，做出了北漂的抉择。

离开电视台的时候，我的月薪能拿到两千元了。

北漂的困顿时光

2009年，我们正式开始了北漂生涯。

和很多北漂的经历一样，来到北京后的第一个住所是地下室。二百三十元一个月，只容得下一张双人床和一台电脑。没来几天，我妻子就找到工作了，而我投出去的简历却石沉大海。当时的我，就像一只穴居动物，整天蜷缩在那个狭小的空间里，漫无目的地戳着鼠标。因为看不到太阳，一觉睡到上午十点，睁开眼却以为是深夜。

北漂生活的最开始，我曾经一度没有勇气走出地下室，不敢见光，不愿见人，地下室的光越来越暗淡，明天的希望越来越渺茫。

我一度感觉北漂是个错误的选择，学历不高、性格内向、身体糟糕……怎么看我都不像是一个做足准备的追梦者。而且我还有极大的心理落差，褪去电视台光鲜的职位，北京晚秋的一场沙尘暴，灰头土脸的外表下面，还有一颗即将土崩瓦解的心。

很快，手头的钱也花完了，还要还老家的房贷，我们很快就欠上了银行的贷款，不仅生活捉襟见肘，精神压力和生活压力也随之袭来。身心俱疲，一向身体不错的我竟突然发起了高烧，妻子急了，决定改善环境，搬家！我们就在一个初雪的下午，叫了一辆面包车，花了五十元，从东五环外搬到了北五环外。这回我们换了一个阳光房，从地下走到地上的那一刻，阳光打在身上，周身温暖。恰在此时，电话响了，一家知名的视频网站向我抛来橄榄枝，月薪三千五百元。

突然就感觉这个世界阳光普照，承蒙面试我的那位领导的青睐，比我期望的工资还多了五百元，比我在电视台的工资高出将近一倍，心里的喜悦水涨船高。

就这样，在这个公司干了两年，这是我事业上升的两年，也是我身体素质下降的两年。

2010 年，来到北京的第二年，我们开始搬进第三个“家”时，生活依旧是一地鸡毛。我的身体也开始频频发出警告，血压高，加上工作压力大，让我没时间思考活着的意义，怎样很好地活下去才是生活的重点。

我没有太多主动应战的机会，大多数时间都是被裹挟着前行，频繁搬家，群租生活，永远也无法摆脱的喧嚣。七八个租户同时开火做饭，电闸跳了一次又一次，夹生的米饭都是无声的反抗。披星戴月是常态，坐到工位上，别说喝水了，连上厕所的时间都没有，工作负荷大，睡眠严重不足。大学毕业后开始的高血压愈发放肆，经常让我在凌晨五点钟的朦胧天色里鼻血横流，有一天，我分明听到了身体某个部位坍塌的声音。

我觉得这样下去的话，身体堪忧啊。要不在公司附近租房吧，最起码每天能多睡 1 个小时。就这样，我们再一次搬家，这次，我们住进了一个三室一厅，只不过被分出七个隔断间，住了十个人，每天早上抢厕所就跟上战场一样，每一个房间都是一个战壕，每一扇门后都贴了一只耳朵，只要听到卫生间的门开了，三四个房间都会同时打开门，像极了蓄势而动的赛马场。

挤地铁也不轻松，人多的站点，都会设置限流限速栏，绵羊一样的人群在冰冷的铁栅栏里蛇形穿梭，每一个人都半睁着眼睛，困顿乏力，像是进入一个巨大的牲畜棚。

在我们的经济状况稍微有所好转的时候，岳母突然得了重病，高额的医疗费很快花光了我们本就不多的积蓄，我们开始负债。妻子为了照顾病危的母亲，辞掉工作回到老家……那年冬末，在咣当作响的火车上，我站在两节车厢的连接处，在料峭的寒风里五味杂陈。漫无边际的黑夜在车窗外流动，我跺了一下被冻麻的脚掌，不禁暗叹一声：生活真是太难了！

写下这些文字时，我的心情无比平静，甚至是带着一种庆幸的心态来讲述那些曲折。我知道，这种困难，放到普罗大众身上，不过是沧海一粟；我明白，这种疼与钻到心里的绞痛相比，不过是一种无足挂齿的体表之伤；我懂得，比经济上的贫乏还可怕的，是精神上的贫瘠。前者尚可以一声叹息，后者只能暗自焦虑了，这是不是最为不堪的贫穷？

美国人萨克斯说："世间大部分的贫穷，都是一种病态，是不良生活、不良环境、不良思想的结果。"金钱上的贫穷如此，思想上的贫穷又何尝不是呢？

但这丝毫不影响我的心情，在交通工具的另一端，有实现自己梦想的归属，那是每一位北漂的信念所在。从离开家的那一刻起，他们其实就在向舒适和安逸的生活说"不"，同时对未知的生活充满了好奇和憧憬。勇于吃苦的人，看起来什么都不怕，最坏的结局无非就是从头再来，没有故事的人生才最可怕。

起跑攻略：

—

永远不要可怜自己

有一件事我一直记挂于心，挥之不去。

初中时，班里有一名女生家境困难，学校组织捐款献爱心，大家都纷纷响应。我把买雪糕的钱捐出去，心里升腾起一种骄傲的情绪，差点把自己都感动了。

可是没过几天就后悔了，因为我看到那女生买了一个雪糕津津有味地吃着。

当时我就想，你用我们捐给你的钱买雪糕，你家庭困难还贪图享受，你真是不知好歹！

慢慢长大后，终于有一天幡然醒悟，那个念头产生的根源，是自己太过狭隘了。

我捐款的目的是什么？是为了缓解他人的困苦，而不是把自己置于上帝的视角，用一种居高临下的优越感去俯视别人、监管别人。捐助她，看到她能像正常家庭的正常孩子一样吃上雪糕，应该是一件高兴的事才对。

至今想起当时我那鄙夷的态度就满脸发烫，同时，又为她的不惧世俗感到庆幸。我从她身上看到了一种难得的品质：永远不要可怜自己，包括在别人可怜你的时候。

有一个阶段，我就陷入了“可怜自己”的泥潭无法自拔，哎呀，我住地下室，人家住大别墅，真不容易啊；我披星戴月地去上班，别人还在睡懒觉，真不容易啊；我工作这么辛苦才拿这么点工资，真不容易啊……

这样的念头，也许并不是我一个人独有。每个人或多或少都会萌生出相同的情绪吧？看着邻座的女生，有男友体贴地拧开了瓶盖，一个人开始顾影自怜，连看电影的心情都没有了；看到别的同事正点下班，自己还要加班写策划、赶项目，心里浮过一丝淡淡的忧伤；看到身边的人出手阔绰，自己却要兼职三份工作，可怜自己到唉声叹气。

可怜自己一旦成为习惯，就会忽略一个事实，不论是别人可怜你，还是自己可怜自己，都表明自己有着时隐时现的可恨之处，忽隐忽现死不承认而已。

有一次，我要赶做一个PPT，只剩下一晚上的时间，因为第二天早上一起床就要奔赴中国香港，参加即将开始的“渣打马拉松”。我九点钟上床哄孩子睡觉，结果不小心也睡着了，一梦惊醒发现已经是凌晨十二点半了，容不得拖延，洗了把脸就开始工作，一直干到凌晨五点，趴在桌子上稍稍睡了一会儿，又爬起来开始自己的连续写作计划。老婆早上起床后得知我熬了一个通宵，言语间满是心疼。

换作之前，我还真得在这种气氛中好好地怜惜自己一番，感叹一下生活不易，装装可怜，表现出一副“确实如此”的神情。然而这次并没有，我跟老婆说，干的都是自己特别喜欢的事，兴奋得很啊。

那一刻，我突然明白了，那种可怜自己的日子，并不是自己真的可怜，而是自己太弱了。就像村上春树在《挪威的森林》中说的那样，“永远不要同情自己，同情自己是卑劣懦夫干的勾当。”

习惯性地同情自己、可怜自己是对生活的一种躲避，对自我局限的一种默许。长此以往，会腐蚀人的思想，让人沉沦，丧失了对生命的激情。

有的人拼命工作了几年后，觉得衣食无忧开始放松要求，把自己窝在软绵绵的摇椅里，无声无息地老去；有的人虽然活到了 60 岁，却早在 30 岁时就把自己埋进了坟墓。

有次跟一位香港的跑友聊天，在香港这个寸土寸金的地方，她向我讲述了这方水土上大多数人的生活态度，有一句话让我十分震惊。她说，这群人一生都在折腾，永远不甘平庸，就算人到暮年也一直朝气蓬勃，他们不是慢慢地走进坟墓，而是跳进坟墓。

我为这个“跳”字拍手称绝，不由得想起迪兰·托马斯那首最有名的诗作《不要温和地走进那个良夜》：

> 不要温和地走进那个良夜，
> 白昼将尽，暮年仍应燃烧咆哮；
> 怒斥吧，怒斥光的消逝。
> …………
> 不要温和地走进那个良夜。
> 不要温和地走进那个良夜。
> 不要温和地走进那个良夜。

这首诗在《星际穿越》里被反复吟诵，直到最后，我们才明白，教授从始至终都在暗示，良夜是那个自我舒适的存在，如果一味地接受沉溺，人类将永远见不到光明。

永远不要可怜自己，永远不要温和地走进那个良夜，在生命的每一个阶段，只要有一束光的存在，就要尽情燃烧，猛烈咆哮。

第二章

开始跑步，知易行难

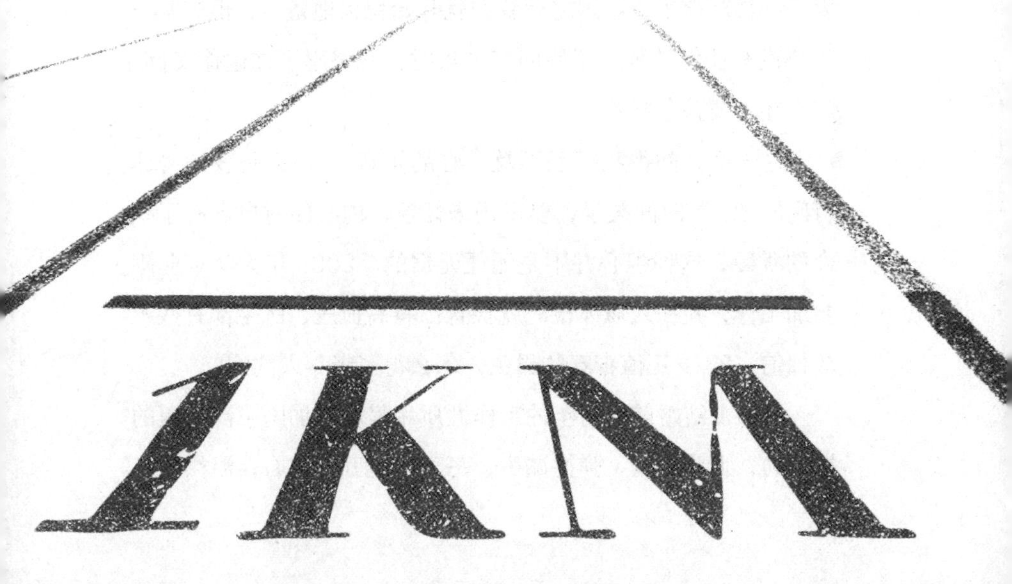

跑步走进我的生活

2011 年正月，我们在山东烟台的老家举办了婚礼，我和妻子都喜欢孩子，结婚之后我们就开始积极地备孕，但整整一年都没有任何动静。年底回家过年时，我妈忍不住偷偷发问：怎么还不要孩子呀？

这一问，问得我措手不及，心乱如麻，“不会是我的身体有问题吧？”时间久了，妻子仍未怀孕，内心便对自己有了些许的犹疑，这种担心并不是无凭无据的。2005 年大学毕业刚参加工作，我在入职体检时就检查出有高血压，医生都有些不敢相信，23 岁正值青春的男生，怎么得了老年人的病？

再加上结婚前那两年的工作性质和强度更加剧了高血压的摧毁力，血管脆弱，弹性减少，每天凌晨五点左右，温热的鼻血准时赴约。那时我还经常开玩笑地说，叫醒我的不是闹钟，也不是梦想，而是偾张的鼻血。

在那种情况下，我特意去了趟北医三院检查身体。我记得很清楚，当时我上班的地点就在北医三院旁边，每天早上去看病的人特别多，排队的人能从医院里面一直排到大街上。检查过程十分顺利，等待结果的过程却紧张严肃，轮到我时，大夫拿笔圈出数据告诉我，你没啥事儿，回去多做运动吧！

从医院出来之后，我痛定思痛，决心告别亚健康，拥有一个健康的体魄。也就是从那一刻起，我在心里下定了运动的决心。

为了选择一项运动我可谓煞费苦心，篮球试了几次，场地不好订、人不好约，关键是打完球后头晕得厉害，老想睡觉，被我无情排除；游泳试了几次，穿拖鞋淋浴流程太多，冬泳的滋味也不好受，听说洗冷水澡能激发身体活力，倒是咬着牙试了几次，终因看不到成效逐渐放弃；地坛公园里的太极拳也仔细研究过，但总觉得和一群老年人待在一起，心态容易老。

那段时间，虽然每项运动都是浅尝辄止，但至少让身体动起来了，鼻血开始偶尔爽约，我整个人的精神状态也有了好转。意外的是，2012 年 2 月底，妻子怀孕了，这真的是一个令人兴奋的好消息。

小心翼翼地过了三个月，新的孕检报告显示一切正常，小小的生命正在努力生长，让人欣喜。与此同时，我的身体还是会偶尔发出警告。那几年，互联网处于野蛮发展期和扩张期，我所在的视频类网站更是各大巨头拼红了眼的残酷战场。加班是家常便饭，员工猝死的新闻隔三岔五见诸报端，我真的害怕有一天自己也成为此类新闻的主角。为了给即将出生的孩子留下良好的第一印象，我决定开始跑步，并且跟妻子约定了一件事。

2012 年 4 月 27 日，我正式开启了跑步计划，并在微博记录下和妻子约定的详情：从妻子怀孕 24 周开始，我开始减肥，她增加多少斤，我就减掉多少斤。为此，我们还把家搬到了地坛公园附近。

知易行难，跑步的计划是有了，但实际的行动大打折扣。跑步其实是一件挺痛苦的事，你先是感知到小腿肌肉的爆裂，又体验到心肺的拉扯，特别是对于初跑者，第二天必然要经历一番全身上下的酸痛，而多数人的跑步生涯，就中止于此。坚持那么难，每天清晨闹钟响起的时候，我会找出无数个理由赖在床上逃避跑步，比如看看当天的 PM2.5（空气质量）。在我心中有一杆秤，如果 PM2.5 低于 200，就照常去跑，如果 PM2.5 高于 200，那就心满意足地把手机扔到一边，心安理得地转头睡去，没有任何负罪感。

这种与内心撕扯的过程大约持续了半年，随着时间的推移和跑量的累积，晨起出门慢慢变得不那么困难，抗拒情绪也逐渐转化为一种积极的心理状态，跑步真正成为与生活恶习相抗争的生活方式。

我能侥幸坚持下来的另一个理由，也许与生活经历有关，也许与内向的性格有关，敏感、孤僻、不爱说话，不喜融入集体，偏爱独来独往。于是，在日复一日的奔跑中，我渐渐学会用跑步的苦痛消解生活的苦难，用精神的愉悦解除身体的疲惫，用丰富的内心填充匮乏的现实。总之，我学会接纳自己，也理解了生命的痛苦底色。

有句话说，人生是不幸的，因为机体越高级，痛苦就越多。仔细想想，还真是那么回事。你看，植物就没有感知痛苦的能力，所以诗人憧憬着活成树的姿态，随风摇曳，不悲不喜；接着是有着完整神经系统的脊椎动物，虽然可以感受到强烈的痛苦，但仅限于躯壳之上；再往上，痛苦会随着智力的发展逐渐加深，到了人这里，除了肉体上的疼痛，还有精神上的折磨，痛苦便是最为深重的。

我们看似是一个整体，但肉体和灵魂时常会有争斗，今天赖了床，耽误了重要的事，内心就会对其咒骂一番；有时候内心怂恿身体偷个懒，后者偏用肉身的颤抖换来一场大汗淋漓，拉拢着精神也跟着兴奋起来。

生而为人，痛苦是不可避免的，磨难却是可以选择的。是接受被动的痛苦日渐憔悴，还是主动寻求痛苦越战越勇，只能看自己到底高不高明了。

这样看来，人生其实是幸运的，因为可以有“自给自足的痛苦”，然后去接受、去改造、去享受，痛并快乐着。

开始跑步的那一天，我整个人云淡风轻，看起来和往常并没有什么不同，当时的我并不知道，这竟是我人生中新的起点。接下来的十年时间，我的生活始终与跑步联系在一起，因它而辞职，因它而创业，因它而瘦了 15 公斤，因它而收获了十万粉丝的公众号，因它而成为拥有百万粉丝的抖音达人。因为它，我的命运悄悄发生了改变……

开始跑步这一年

刚开始跑步确实很难坚持下去，而让我坚持下去的动力是在社交网络上的各种晒图，晒跑量，晒速度，总之我开始觉得我正在做的这件有益健康的事，许多人因为辛苦做不来。

但毕竟跑步并不是为了得到崇拜，这种靠虚荣心维系的正能量稍稍遇到点风吹雨打就消散了。

减肥约定达成后，妻子和肚子里的孩子就强强联手，体重一度猛涨了 20 公斤，赛程还没过半，我已经看不到胜利的希望，加上工作繁忙，思想左右摇摆，借口增多，跑步又变得断断续续。

那时，我们这些好高骛远的年轻人，每次中午凑在一起吃饭时，都会眼红于别人的“好生意”，抱怨当下的工作多么苦累无聊，梦想着有朝一日单飞创业，从此飞黄腾达……聊得多了，我发现一个现象，好像大家都热衷于畅想、高谈阔论和指点江山，而大都不太想行动、制定目标和落实计划。就算我们在这顿饭普遍对某件事达成高度的认可，下一顿饭依然会更换新的话题或新的项目，由此展开新的臆想。

我想，这种青年人的通病，不就是自己前三十年人生的真实写照吗？既然那么多人擅长畅想，我能不能成为少数派，努力去做一件事？

我说不清为什么会产生这样的念头，也许是因为厌倦了一成不变的生活，也许是因为内向的性格更热衷于独立思考，也许是因为家里老人的一次变故。

那是我第一次如此近距离地观察死亡，一个人躺在中间，周围站满了亲人，没有任何力量可以挽回，只是呆立着，听着，听着那间隔越来越长的呼吸。我突然就想起安妮宝贝的那段文字：当一个人快死亡的时候，他会经历潮状呼吸。那是生命停止之前最后一段呼吸。汹涌极了，就像大海的声音。她听到的是有关生命力的，而我听到的则属于死亡的，是真实的。

我好像突然就明白了很多事，我想起自己浑浑噩噩的许多年。我是以一种多么轻浮、不智、放任的方式活着啊！我用无所节制的吃换来了诸多的慢性病，如此的贪婪阻碍了那些触手可及的美好，在私欲日渐膨胀的过程中，却不经意地怠慢了人生。

说到底，人应该爱自己胜于一切，当你真正开始爱自己，你就会拥有改变的动力，也不会让爱你的人总是担心、忧虑。

于是，我开始真正地跑了起来，冬去春来，跑步慢慢融入我的血液，成为我生活中的一部分。我开始突破雷打不动的 5 千米，去挑战 8 千米、10 千米。我在寒风呼号的冬天跺麻了双脚，也在夏日的阳光里自由呼吸；我用半年时间成功减肥 15 公斤，也终于养成了一个坚持一年以上的习惯。

跑步这一年，波澜不惊的生活多了一项看起来一成不变的运动：一成不变的热身、拉伸，一成不变的起跑、擦汗，一成不变地把左脚迈到右脚前面，轮换交替；这种周而复始的一成不变，让我发生了潜移默化的改变，它静如处子，像是一池春水不忍惊扰；它动若脱兔，比大西洋的惊涛骇浪还摄人心魄。

跑步这一年，喧嚣的人际社会不再只是熙熙攘攘，我的内心不仅找到了一处秘密花园，还结识了一群热爱跑步的跑友。我们只赋风雅，不谈风月，我们在那里与己交心，向内探寻。生活中的一切要么在宁静中索取，要么在沉默中放下。我们享受空白，接受独处，正如狄更斯说的那样“像牡蛎一样神秘，自给自足，而且孤独”。因为躯壳陈旧，唯有孤独恒常如新。

跑步这一年，流转的岁月多了几许充裕的时光。是从贪睡的温床上追回的，是从闪动的屏幕上捕捉的，那是推掉多少次酒肉应酬换来的。而在这之前，我一直觉得有睡不够的觉，刷不完的朋友圈，维护不完的客户关系。最终，当你克服这一切时，才明白每个人心中其实都有一缕属于自己的晨光，时候到了就会自然醒来。

跑步这一年，躁动不安的心换成了一颗不安分的心。不安于一座小城，我把触角伸向城市和乡野；不安于一份职业，我把心力集中在一份事业和生活；不安于眼前的苟且，我把目光放逐于诗和远方。我不安了太久，终究将不安于一隅。

跑步这一年，还花了不少钱。买装备、报名参加比赛、买车票，甚至飞境外，生活中从来不爱拾掇自己的我却在跑步中开始臭美，微信里收藏了许久的旅游胜地终于以跑马的名义划过脚底，垂涎已久的惊艳美食竟然以跑友聚餐的形式得以大快朵颐。跑步这一年，花了不少钱，内心却收获了富饶。

跑步这一年，与其说是我决定了跑步的时间，不如说是跑步决定了我生活的方向。我一次次跑到精疲力尽，呼吸不匀，就像迎来了那无以为继的痛苦一样，每当此时，身体总会恰到好处地送来多巴胺，让不堪的神经为之一振。跑步教会我，把生活逼到绝处，总能逢生。

中央电视台关注了我

跑步这一年，也是思维极度活跃的一年，每天从南五环坐地铁到北三环上班，有一天我突发奇想：北京的地铁线路这么发达，如果用腿跑一遍，拼成一个“跑步轨迹地铁图”，岂不是很酷？

这个想法产生之前，我刚刚报名了人生中第一场马拉松——大连马拉松。都说在跑全马之前一定要先完整地跑完30千米，让身体适应长距离奔跑，我在地图上量了一个地铁的距离，公里差不多，那就跑吧！

开跑的那天早上，我凌晨四点起床，在地铁西红门站打开跑步App，正式开启我的“地铁跑”。**一个人从一片漆黑的大农村跑向灯火辉煌的大都市，我就像一支缓慢移动的箭，从五**

环穿过四环、三环、二环，直击靶心。这一路，我看到了扫街的环卫工，看到了与城市一同苏醒的早点铺，我还看到摇摇晃晃的醉汉，刚下夜班的天选打工人。那样的时刻，你仿佛看到了城市的不同面，所有市井的、不甘的、无奈的，当然也有焕发着蓬勃生机的。

这就像人生的重要隐喻，呼吸着最清新的空气、迈动着富有节律的步伐，一步一步跑下去，等到第一缕阳光打在身上的时候，心里所有的黑暗郁愤都一扫而光，没有什么比天光大亮来得更振奋人心了。

跑到终点安河桥北的时候，已经到了上午十点，跑步App 显示跑了 36 千米，那是我跑步以来跑得最远的一次。很累，很痛苦，脚底很疼，还有种想哭的冲动，但我忍住了，内心升腾起久违的满足感。我把这个过程写成文章发布在微博上，没想到引来中央电视台《讲述》栏目组编导的关注，她联系到我，毫不掩饰地表达出她对此举的惊讶与赞叹，她说，跑地铁线这件事太有意思了，她要采访我。

2014 年的中国，跑步渐渐成为全民关注的标志性事件，它被称为一种崭新的“生活方式”，特别是马拉松，仿佛成了人们必选运动项目。

中央电视台的工作人员敏锐地捕捉到这一风向，在网上搜索跑步素材时，发现了我这个素人。

安排采访前，央视编导李丹特意先约我见了一面，主要是通过简单的聊天看看我的表达能力和精神状态，能不能满足要求，适不适合上电视。

我这个人特别内向，不善言辞，特别是在公众场合，不太敢说话，放不开、怕露怯。但一对一聊天的时候，还是比较放松、自然的，偶尔还有点小幽默。

和李丹聊天的过程，正好表现了我“合格”的一面，所以没说几句话，她就被我逗得哈哈大笑，过了几分钟，便敲定了我这个人选。

可正式采访的时候，坏了，我“露馅”了。

摄像机架起来，无线麦克风别在领口，一位操着北京腔、身材魁梧的摄像师站在对面，编导李丹与我迎面而坐，还没开始，我就已经觉察出空气中的紧张气氛，手心早已湿成了一片。

采访开始了，李丹问我一句，我便答一句，除了问题本身，再无任何自由发挥。没说几句，李丹就“气呼呼”地喊了声：“停！”

摄像大哥估计没见过嘴这么笨的人，气得跑到一边抽烟，李丹则跑到我身边做起工作来。

“聊天的时候不是这样的呀，咋了，紧张了啊？”

“采访的时候，你不能我问你一句，你就回答一句，要围绕这个问题把细节都讲出来。”

“还有，要放松，找到那天和我聊天的感觉，别总想着是在被采访。”

“重新酝酿一下情绪，我们再来一遍。”

…………

被李丹这么一“点拨”，我好像开了窍，再次采访的时候，我把心里想的，之前在文章里不好意思说出口的，一股脑全说了出来。比如问我为什么跑步？我说因为我爱吃肉，特别爱吃猪头肉，但吃完肉会越来越胖，越胖越不好意思吃；但跑完步就不一样了，因为已经付出努力了，我就可以心安理得地大口吃肉，大口喝酒。

我的对面，编导和摄像师都乐了，采访工作也渐入佳境了。

做这么一期节目很不容易，先后拍摄了我三四次，在跑步的公园采访、跟拍生活镜头、工作场景的采访，其中最耗时、最困难的就是跟拍我沿着地铁 4 号线跑步的镜头，从早上七八点出发，一会儿坐在车上拍，一会儿固定在我的跑步路线上拍，有时候还要边拍边采访。跑到中午，人困马乏，饥肠辘辘，李丹建议吃个午饭再继续，我毫不犹豫地答应了。

采访终于结束后，我却陷入“惴惴不安”的心理，脑海中总是在否定自己。

同期采访的其他两位跑者，一位是跑步老手，一位是跑步赛事的组织者，而我只是一个跑步菜鸟，采访我有价值吗？会不会因为说得不好最后把我的采访全部剪掉？节目能顺利播出吗？

在漫长的等待时间里，我去跑了一场全程马拉松，真正感受到 42 千米的煎熬与磨炼，但远远没有等待节目的心情那么难熬，我太渴望自己可以出现在电视屏幕上，渴望让亲友看到我跑步的故事，渴望一场属于自己内心的阳光雨露。

那时候，我的内心还很弱小，弱小到只能通过外部世界的正向反馈吸取能量，我真的已经胖了很久、丧了很久，我太渴望一场胜利的来到。

在忐忑不安的焦灼等待中，节目终于制作完成并通过了审核。

节目播出的当天晚上，我创办的公众号“跑步者说”涨粉一千多，越来越多喜欢跑步、想加入跑步的人开始关注我。即使在那样的时刻，我依然不敢相信一年后的自己竟然敢辞掉高薪的工作，零资本创业，走上自媒体创业的生涯。

如今再看，跑步这件事的意义在于，它让我拾起掉在地上的雕刻刀，对自己下手，去除外表粗糙，让不见天日的内心重见光明，勇于挑战以往生活中那些苦难甚至死亡的威胁。

我为什么要跑步？有一句名言可以很好地表达我的想法：人不应当害怕死亡，他所应害怕的是未曾真正地生活。

创建“跑步者说”公众号

2013 年，北京的冬天冷得出奇，我跑步跑得心不在焉、不情不愿。和许多跑友一样，在每一个冬天的清晨，我更喜欢抓起被角往脖子后面掖。

然而，没有任何征兆地，2013 年 11 月 18 日那天，我申请的微信公众号平台通过了审核。

2013 年，自媒体成为网络热词，内容创业迎来了风口。当然，那一年许多人都不知道是风口，还以为是偶尔经过的信风。我没有任何创业的野心，申请公众号只是为了看看自己到底能不能坚持做好一件事：每天更新一篇文章。

在正式写第一篇文章之前，我写下这样一段话：

今天是“跑步者说”上线试运营的第一天，作为该微信公众号的运营者，我只是一名跑步爱好者，别无其他。我希望用我的业余时间能将跑步者说的故事拿到这里分享给大家，或许能感同身受，或许能得到激励，但不管有怎样的结果，我都希望来到这里的人都是对跑步充满了未知或已知的热爱，都是对生活充满了美好或饱满的信仰。循着岁月流逝、地点变迁，唯有日日坚持跑步的见所未见，所感所思最是真真切切。希望跑步者们多多分享自己的故事，我们需要健康的体魄，我们更需要内心的强大。

生活就这样平平淡淡地过着，我坚持每天发和跑步相关的文章，其实是在督促着自己坚持跑步，我总不能一边给大家打气，一边自己偷懒吧。

订阅的朋友每天一个、两个地增长着，渐渐突破了一百个，慢慢地有人开始给我留言。后来，也有粉丝会在后台找我侃大山，生活突然就变得有滋有味起来。

2014 年春节期间，我闷在家里认认真真地做了一件事，那就是给“跑步者说”公众号的跑友们派发红包，从除夕到初九，连发十天。我发得手抖心颤，跑友们抢得不亦乐乎。

十天时间，我共发出一千多个红包，订阅者猛增了一千三百多位，我很满足，却有朋友不解：你这是相当于一元钱买一个粉丝，多贵呀！我却觉得这钱花得值，最起码，我又认识了一批跑步圈的朋友，把更多爱好相同的人聚拢到了一起。十天只做一件事，我得到了想得到的。

2014年4月份，粉丝涨到一万的时候，我发起了“百人百天”活动；涨到两万的时候，我又发起“百城百天”的活动；粉丝超过五万时，我正式辞职，专心做起了跑步这门生意。生活中，还真不要小看任何一个漫不经心的决定，它不知不觉中就会让人的命运发生巨变。

面对接下来的那个冬天，我甚至还有一些激动。我经常会想到底是什么改造了那个好吃懒做的我呢？或许是……一个冬天？

我还清楚地记得那些晨起跑步的情景，有时候北风呼啸，有时候雪花飞扬，虽然每一天起床跑步时天都黑得透彻，却会让我的内心更加笃定、平和，因为那是黎明前的黑暗啊。它代表着希望，我只需要跑上一段路程，第一缕阳光就会打向我那渗着细汗的鼻尖，折射到我的眼睛里，感觉整个人都好像散发着光芒。

我喜欢这样默默地奔跑着，那样的话，我会认为全世界只有我自己在努力奋斗，这种俗不可耐的满足感会使人自信心爆棚。第二年的春天，当我脱掉外套的时候，真的感觉好像哪里有点不太一样了。

2015年的春天，跑步人群骤然增多，跑步运动火得一塌糊涂，各种赛事应接不暇，许多人把跑步作为一种生活方式。

用雷军的话说，这是一头站在风口上的猪，它晃晃悠悠地飞起来了。

许多人都在抱怨自己没有赶上机会，赶上机会的则抱怨自己没有眼光，眼光毒辣的又抱怨自己没有行动，而解决这一切最好的办法就是，路远就早点出发，不要等到春暖花开的时候再跑步。

你永远都要相信，决定去做一件事，或是要养成一种习惯，甚至是去爱一个人，开始这些事最好的时机，一般都是——此时此刻。

辞职，零资本创业

之后，我先后跳槽到两家知名的视频网站，工资也从最初的三千五百元一路升到一万元。

但不知道为什么，以前挣四百一十元的时候，虽然连手机话费都交不起，但每天很开心，后来可以挣到一万元了，却一点也快乐不起来。总觉得上班就是在混日子，找不到价值感和存在感，反倒怀念起刚毕业的那几年，那是一段多么阳光灿烂的日子：不满足于当下，自费去北京学习后期制作，凭借新的技能找到新的工作；对“记者”职位的憧憬让我有机会换到新的岗位，开始每天都是新尝试的采访工作；还房贷的压力让我们下定决心北上追梦，开始了让整个人生发生转折的北漂生活；身体健康受到威胁让我开始跑步，创办了微信公众号“跑步者说”。生活中那些处处隐藏的埋伏都可以变为下一段精彩人生的伏笔。

可是，如今月薪过万了，为什么内心却更加迷茫？物质的丰厚，为什么反衬出内心的贫瘠？

想不明白，我就去跑步，跑步真是一件神奇的事，就算你在跑步前沮丧万分，也会在跑完后变得欣喜异常。

就这样，**我似乎每天都在天堂和地狱间穿梭，清早在心灵的天堂，白天在身体的牢狱，一面享受内心按摩，一面忍受肉体拷问。**

也许，我生性不是一个“愿意服从”的人。我自有一套执拗的偏见，但我不爱承认，宁可把它当成一种洒脱，生活在自导自演的自嗨里。因为在工作上得不到的肯定，在跑步上却是褒扬不断，每次和老同事聚会，一屋子里的人都会惊声叫喊：哇，你怎么又瘦了！

其实，与外形的变化相比，我更享受内心的平静。不管工作上、生活上的噪音多么惊扰四方，只要跑起来，我就会自动屏蔽掉纷纷扰扰，内心的裂缝洒进阳光，照得我整个人暖融融的。

我非常享受每天早上1个小时的奔跑时光，那是属于我自己的“贤者时间”，陷入空白、享受独处，当我去体会自己选择的这份孤独时，生活中的所有事都被解放了，那也是内心的解放。

这种内心的解放，其实来源于心中的一个结。因为北漂五年，始终居无定所，扎不下根，每一年都忙忙碌碌，又碌碌无为，辛辛苦苦几年下来，也没攒下什么钱。房子买不起，车子也买不起，这种难受反映在对自己价值的否定，有好几次我都悄悄地问自己，我适不适合留在北京，要不要回到烟台老家？这样的疑问越多，就越是摇摆不定。

但是跑步之后，就完全不同了。坚持了一年，赞扬声四起，有人夸我能坚持，有人说我有毅力。这种肯定，好像就是我期待已久的那种“有房有车”的感觉。

2015 年 6 月的一天，在北京的最后一份工作的办公室里，我正式递交了辞呈。走出公司办公大楼的那一刻，天下起蒙蒙细雨，我突然就像找到了那个还在初中校园青涩内向的自己，我想跟他说声抱歉，这么多年了，我把你变成了这副样子，很不好意思。但你也要跟我说声谢谢，正因为这么多年来我不断地折腾、试错，才意识到做回自己有多重要，才体会到那种找回自己时的心潮澎湃。

辞去工作后，我把跑步作为自己人生下一阶段的新事业。我的目标不仅是把爱跑步的人聚集起来，我更希望让不跑步的人也都加入我们开始跑步，上天给予一个让我热爱的东西，我想把它贯穿到我的整个生命中。

当然我最希望的还是做回自己，让自己快乐。“在蓦然回首间，才忽然发现，我一生的种种努力，不过只为了周遭的人对我满意而已。为了博得他人的称许与微笑，我战战兢兢地将自己套入所有的模式所有的桎梏。走到途中才忽然发现，我只剩下一副模糊的面目，和一条不能回头的路。”席慕蓉晚年的《独白》让我醒悟。

王尔德说，做你自己，因为别人都有人做了。

之前我一直觉得，跑步这项运动，只能把它作为爱好，而不能把它作为事业。因为一旦掺和了商业，就显得不够纯粹。直到参加《跑步圣经》新书发布会，联想集团副总裁魏江雷的一句话让我醍醐灌顶。他说，在跑步这件事上，他最佩服两类人，一种是跑得比他多的人，那表示他有足够的热情和专注力在做这件事，这种精神是值得赞扬的；一种是在跑步运动的推动上比他多的人，他特别强调，不管是用什么方法，只要让更多的人跑起来，我都会敬佩他，因为大行不顾细谨，大礼不辞小让。这是一件功德无量的好事。

奔跑攻略：

一

如何从赖床到坚持早起

跑步到了第三年，33岁生日这一天，作为一个以跑步为生意的人，最吸引眼球的动作应该是去跑一个百公里，也许那样才符合大众的期待。但我没有，并不是因为五环已经有人跑了，六环还没建出来，而是因为我受伤了。

伤是小伤，本身无足挂齿，哪个跑者身上没有个小伤小病。感受不到痛苦的跑步只能说明你的身体背叛了你的思想。

我想说的是庆幸，从三年前开始跑步到今天，思想上的痛苦越来越少。何痛之有呢？无非就是困扰我三十多年那虚妄的欲念——

吃和睡。

认识我的人都知道，我是一个寡言的人。前三十年里，全靠吃这个动作延缓口腔肌肉的退化；睡就更不用说了，头三十年间，我人生最大的信条就是“赖床是对生命最大的尊重，早起是对周末最大的亵渎”。

吃呀吃，睡啊睡，转眼就到了三十而立，立一会儿就累的年纪。

在结婚半年，还没孩子的情况下，我去了一趟北医三院，接诊的大夫指着周围的人告诉我，他们都是两年、三年甚至五年没怀上的，你急什么急？回家待着去。

心里还是有点虚，也不能空等吧，就开始跑步。

于是我就面临了一个至关重要的问题：睡。

那么重点来了，我是如何开始早起，一直坚持早起，并把早起养成习惯的？

第一个阶段：攀比心。为什么我从一开始就选择了早起跑步而不是晚上跑步呢？就是一个“攀比心”惹的祸。家族里有个弟弟是做婚庆行业的，那时候我所在的公司上午十点上班，我每天八九点起床，在微信朋友圈都能看到他凌晨三四点就披星戴月地投入工作的那股劲儿，既羡慕又焦虑。套用那句鸡汤就是“不怕人牛气，就怕牛的人比你还努力”。于是，我权衡再三，终于在一个星斗满天的凌晨，把遵循了三十年的人生信条给改了。

这样看来，我是不是可以骄傲地总结一句“攀比心的另一个名字叫上进心”，这样听来就舒服多了。不得不感慨的是，朋友圈真是个伟大的发明，它让早起的人有了炫耀的阵地，也让赖床者有了伺机而动的战壕。

第二个阶段：责任心。一个人能来世上走一遭，又碰巧有人需要你，那就不能白来一趟。那些需要你的人可以是沾亲带故，也可以是素昧平生。一旦别人与你产生交集并有了依赖，责任心便油然而生。

大家都知道“百人百天”是我发起的一个一百天跑步的养成计划。不论是公众号还是朋友圈，每次我都绞尽脑汁地向大家传播着跑步的好处，如果光说不练，那也太不像话了，这个时候，责任心就发挥了重大的作用。

责任心可大可小，但不能可有可无，有了责任心的人，做事便不只为自己考虑。虽然说跑步是自己的事，但它也可以是你孩子的事，你妻子的事，是一个家庭的事，一个公司的事，甚至是一个社会的事。

第三个阶段：虚荣心。这个阶段是最亢奋的时期了，订阅用户增长到一定数量，就被公关界称之为大号。作为达人心里免不了暗暗得意，总忍不住打开后台看看数据：阅读量又破万了，转发量还不少呢，嘿，粉丝又涨了两百个。

一个头像挺漂亮的网友给我留言了，这“虎哥”叫得多亲切，赶紧回个笑脸回应一下。

这里有一个网友问月经期间能不能跑步的,这是把我当“大姨夫”了，得关心一下。

哈哈，这个网友评论我文章写得真好，我这心里那个美。

好家伙，某个知名人士关注我了，赶紧发个朋友圈显摆一下……

是的，当你们在百无聊赖地刷着朋友圈时，我津津有味地刷着公众号后台，每一个深夜不舍得关电脑，却在每一个清晨亢奋地醒来，只为打开手机看看阅读量又涨了多少，谁又给我留了言。

没错，虚荣心让我每一天早上都精神抖擞，我沉浸在一个自己缔造的小宇宙里，周围的星辰一眨一眨，似乎都在向我抛媚眼……

说这些给你听，其实我是下了足够大的勇气的，一路走来的心路历程，磕磕碰碰，可怜中透着可笑，辛苦中夹着辛酸。普罗大众，平凡世界的每个人，其实都有自己的一套思考方式处事原则，不同的棱角折射着不同的波长，不同程度地影响着自己和他人。人也许可以高尚到淡泊名利，那一定是几千年修来的觉悟，你我凡胎大可不必藏着掖着，虚荣心也许有另一个名字叫“盼头”。

我知道许多人都不能很好地坚持一件事，那一定是把目标放得太远，战线拉得太长。三年前，脱离温暖的被窝那一刻，我曾经一度感到生活灰暗、前途渺茫、人生无趣。但一步一步地融入其中，体味其中，我才明白，尊重生命的方式是把肉体用到极致。

无法坚持还来源于厌倦，人总体而言是个“喜新厌旧”的生物，一件再难的事当你有朝一日拥有了它，习惯了它，就会感到厌倦。然而，它不是一个成年人应有的选择。正像尼采说的那样，当你对一件事产生了厌倦，其实你真正厌倦的是你自己。自身越是停滞不前，就越是容易厌倦。一个不断成长的人，总在发生着变化，即便对着同样的物品，也不会感到丝毫厌倦。

“厌倦是因为你停止了成长”。

33岁时，我用三十年享受了睡，又用三年来刻薄地对待它。到目前为止，它也没有什么怨言。

第三章

跑步五年，内心撕扯

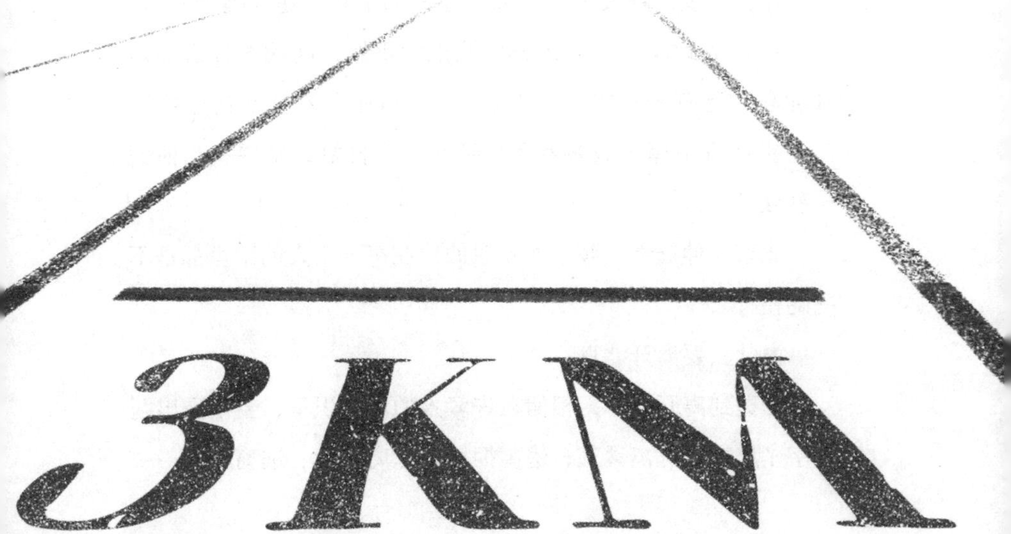

北漂七年，我离开了北京

2016 年，北漂七年，我选择离开北京。

许多朋友给我发来了祝福，他们都是我创建“跑步者说”以来结识的跑友；也有人表示惋惜和不解，问我为什么要离开北京？还有一些即将毕业的学生，他们处在人生的十字路口，犹豫着是择一城终老还是到北上广打拼，希望我给他们一些建议。

北京，伸展着腰肢，如妖似仙，在每一个人的眼里都是不同的模样。

为什么要离开北京？

一提到离开北京，相信在许多人的潜意识里，会浮现出两个字：逃离，逃离雾霾，逃离拥堵、逃离房价、逃离压力……

北京，似乎是一个“虎穴”，每个人都对它畏惧抱怨，但为了捕猎“虎子”，每天又会有成千上万个新晋猎户纷至沓来。弱肉强食的丛林法则下，少数弄潮儿可以踩准浪尖，手到擒来，春风得意，多数人失神落魄、灰头土脸，在熙熙攘攘的北京站前，留下最后的回眸。

逃离北上广，几乎是许多漂泊者的既定计划，或宏大或卑微，它就像每一个文艺女青年都想开一家咖啡馆那样，野蛮地生长在飘摇不定的理想和现实之间。当越来越多的失意者汇流成河，“逃离”便成为一种英雄主义的悲壮。

2009 年底，我踏足北京，在一套标准的北漂养成体系中默默地生长。

我见识过早上六点钟的天通苑的地铁口，冰冷的围栏摆成蛇形，睡眼惺忪的上班族依次排开，头尾相接、一步一挪地进入闸机。

高峰时的站台更是拥挤不堪，衣着光鲜的姑娘们被推搡着进入车厢，车门关闭的前一秒，到处都是收紧的胸口，这就是北漂们每天必须经历的上班早高峰。

我搬过五次家，我换过三份工作，我目睹过北京疯涨的房价，也经历过公司的迅猛扩张及大规模裁员。

纵然有着这样那样的不堪，我还是要感谢这座城市，它有着宽松的社会氛围、简单的人际关系、公平的竞争环境，它就像一本迎风展开的书，把瞬息万变、丰富多彩的信息一点点输入大脑。即便是一个被动接收者，也总会在这股洪流的冲刷下崭露头角。

如果你要问我北京好不好？要不要去北京打拼？我会肯定地告诉你，去呀，为什么不去？俗话说“读万卷书，不如行万里路”，如果书中藏着若隐若现的黄金屋，那北京城里就藏着直上云天的万里路。低迷时，有酒精与性感的三里屯；迷惘时，有静美博大的中国国家图书馆；发奋时，有人头攒动的创业街；饥饿时，有全国各地的风味美食；酒吧里醉人的不是酒是青春，咖啡馆里喝的不是咖啡是梦想。每个周末，各个培训机构都是人满为患，生活在这样一个快节奏的城市里，每个人都有着迫切的学习渴望……

北京就是这样一本包罗万象的书，却不是每个人都读得进去，就算读进去也可能只是一知半解，就算全明白不一定会独立思考，没有思考就不会产生实质的行动，没有行动照样是一事无成。这是北京的残酷之处，这也正是生活本来的面目。

而我最大的变化，就是从以前朝九晚六时的求稳，到创业后成为一名自由职业者的求变。从抗拒到接受，这个过程就像是经历了一场人性的洗礼，并不全是赏心悦目，更多的是血雨腥风。因为求稳是人的本性，求变才是逆人性而为。只是，一旦品尝到变化的快感，就像进入了一个巨大的旋涡，欲罢不能。

我就是在这样一种后天习得的求变思维里决定离京的，我开始喜欢那种“不为彼岸只为海”的参与感，当我变成一个自由职业者，当我不拘泥于做打卡上下班的上班族，当我的工作可以不为一个城市的空间所限，我想跳出这个环境重新审视自己的生活。

这一切来得突然，仿佛是一种奇妙的召唤。

其实，还有一层微妙的原因，我感觉到了从未有过的压力，一方面来自事业，另一方面来自父母。

离开北京的最后一处居所，我搬到了位于北京奥森西门的一个僻静小区，房租每月近一万元，这样的价格在父母看来近乎“败家”。

我为了靠近被跑友称为“跑步圣地”的奥森公园，每天都可以在最美的环境享受跑步，钱不钱的我不太在乎，因为以当时的自媒体收入，还能负担得起，虽然没有太多盈余，但赚个生活惬意。2016 年，老二出生，我把父母都接来了北京，一是为了享受天伦之乐，二也是让他们帮忙照看孩子。

只是当了一辈子农民，他们对于月租一万的“天价”心惊胆战，特别是我妈，隔三岔五就在我的耳边灌输节俭思想，最常说的一类话就是，用这个钱回老家买个房子，住得不是更舒服？

我大多数时候只是笑笑，并没有往心里去。

然而，事业的低落处境让我慢慢变得心烦气躁，从 2013 年初尝自媒体，到 2014 年突然起飞，2015 年顺风顺水，在这期间，我经历过疯狂的投资热潮，每隔几天都会接触一拨投资机构；我享受过红利期的特殊待遇，每天都会有各种各样的机构“求合作”；我也感受到一个行业是如何从爆发过渡到平稳，又是如何消沉没落；在这个过程中，我见识到人性的善与恶如何在我面前徐徐展开，我惶恐于漂浮在城市上空的急功近利。而我，始终是不紧不慢，不愠不火。这种性格显然跟不上急促前进的新商业形态，到了2016年，在我搬到万元房租的那一刻，其实已经开始走下坡路了。

经济收入的变少，父母耳边的唠叨，是摇晃我的那一阵阵风，而妻子的一句话，终于点燃了我内心深处小小的火苗。

那一天早上，没有太多铺垫的话语，只是聊到一位好朋友从北京搬回老家的事，又是买房又是装修，一家老小团聚，生活简单幸福，脑海中自然勾勒的风景触动妻子的某处心弦，她开着玩笑地跟我说，要不我们也搬回烟台？

当一个人在紧张的环境和情绪里待得太久，哪怕听到一声鸟鸣，都会热泪盈眶。我当时的心情就是那样的，仿佛“归乡”成为一种释放，一根救命稻草，一支划擦的火柴，人生突然得到了救赎。

我几乎是没有犹豫地回答说：好啊。

之后的一切顺理成章，我先是跑回烟台，只用了一个下午的时间，选好了小区，看好了户型，付了买房的定金，接着回北京退掉房子，给大儿子办了退学手续，找了一辆八米长的货车，把北漂七年积攒下的所有家当，一次性运回了老家。

跟着它一起离开的，还有我、妻子、父母和两个孩子。

坐在离京的火车上，我看着窗外的风景，形容不出来当时的感觉。有一种期待，也有一种落寞，有一丝兴奋，也有一点感伤。我安慰自己，疯狂逐利与自由自在之间，我渴望获得自由，哪怕只是片刻。但自由到底能否驾驭，我却不得而知，走就走了，前路漫漫，但愿每一步都有每一步的风景。

我只想和每一位曾经“逃离”过北上广深的人们共勉，不是解恨泄愤的，不是逃离了，就获得理想主义者的胜利，也不必把“北上广深”作为假想敌，那样只会徒增烦恼。“逃离”应该是经过深思熟虑的，不论怀揣着怎样的情绪离开，都要告诉自己,未来不要后悔。因为真正的“逃离”应该是心之所向，从来没有对错，不分成败。

回乡一年，内心渐生不甘

回到烟台后，我似乎摇身一变，成了家族里混得不错的人。

用北京最后的积蓄，先是买了房，后又买了车，还在市中心租了一个办公室当起了老板，每天去公司上下班，周末回农村看望父母，路过海边买一些渔民刚捕获的海鲜。一进门，孩子就叫爷爷、奶奶，叫得他们满脸笑容，炒几个菜和老爸、老妈喝上几杯小酒……老实说，那样的日子，还是挺舒服惬意的。

但一个人从繁华处走入寂静，往往要伴随着巨大的心理落差，这种落差不是一夜涌进心头的，而是在平常的生活里一点一滴地融入血液。

在尝遍了最初几个月的新鲜之后，我开始有点想念北京那人头攒动的咖啡馆，突然发现，好像有好几个月，再也没有人主动邀我喝杯咖啡，谈谈合作。那种状态，就像被这个世界悄悄抛弃了一样，而对方离你而去的时候，连声招呼都没有留下。

我变得心慌，开始主动给自己找事情做，创立跑步服装品牌，组织几百人的跑步活动，还开办了一个跑者食堂的线上节目，但这一切反响平平，并没有给我带来多少惊喜。反倒是期望过后的失望愈攒愈多，让我对当前的平庸心生不满，对未来的生活失却了耐心。

有些人是适合在故乡成长的，而有些人，只会近乡情怯。我属于后者，身居远方的时候，我对她想之念之，真有一天踩在这块熟悉的土地上，又全是局促不安。

回想起我成长的经历，好似真的是出走就会有惊喜，而回归只是短暂的内心抚慰，多半时间陷在伤春悲秋的思绪里，一筹莫展。

越长大就越觉得，故乡有时候只是用来治愈内心的。每次回去，不需要做任何事情，只要看到家门口乘凉的人，听到稀里哗啦地麻将声，闻到空气里老旱烟的味道，触碰到那些具有时代感的老物件，整个人就会放松下来。确实，人在最脆弱的时候，故乡那盏昏黄的灯便可抵得上他乡当头的朗月。

回家将近一年，我显然已经被完全治愈了。在一次次的酒醉梦醒之后，我忽然想到，人这一辈子，回归的地方只有一个，但去的地方可以有无数个，如果只是为了一个回归而错过许许多多的追寻，人生是不是有点本末倒置了？

我所谓的征途，到底是星辰大海更多一些，还是月落归林更对一些？没人告诉我答案，只能靠内心的一点点的星光，铺陈出光亮涌动、略微发烫的星河。

跑过了四季分明的又一年，当秋叶飘零，又一个冬天来临前，我和妻子终于决定，还是到一线城市拼一拼吧，眼前的这份安逸来得早了点，我们俩显然都没有做好接纳它的准备。

那就再出发吧，既然两个人不安于家乡彼此对望，那就相携共赴远方。

为了跑步，我把近视镜摘了

在烟台的日子也并非无所事事，我也做了几个蛮大的决定。比如，把戴了二十年的近视镜给摘掉了，原因是那玩意太影响我跑步了。

我在小学五年级配了第一副近视眼镜，度数非常好记：250。上课的时候戴，下课的时候就摘掉。初中有一天下课后，在教室外跟同学聊天时才发现眼镜还戴着，从那一天开始，眼镜基本变成了我的另一个“器官”。

我年少好动，眼镜夭折了不少，特别是十七八岁的年纪迷上了篮球，镜片隔三岔五地就碎了，最后我咬了咬牙，配了一副树脂材质的眼镜，从此穿梭在人群中犹入无人之境。有一个片段至今记忆犹新，我在篮球场仰头朝四楼的同学喊：嘿，把我的眼镜扔下来，一阵“丁零当啷”的声音过后，我把摔散的眼镜零件拼装好，若无其事地戴上开战，只留下众多看呆的路人。

眼镜再结实，也有退役的时候。算下来，这二十多年，换过三十多副眼镜，最便宜的几十元，最贵的两千多元，平均下来一万块钱应该是有了。我之所以没有做近视手术的念头，是因为觉得习惯了，也并没有多碍事。

但爱上跑步之后，局势有点不受控制了。

跑得久了，就越发觉得戴眼镜跑步的烦恼太多了。

1. 出汗之后眼镜老往下滑，跑 10 千米得往上扶二十多次，烦。

2. 跑快了眼镜上下颠，练个间歇跑都不痛快，真烦。

3. 没办法戴更酷的运动眼镜，太烦。

4. 雨雪天气总得抽空停下来擦擦眼镜上的雾水，巨烦。

5. 擦汗的时候必须先把眼镜摘了，再抹一把脸，神烦。

…………

不一一列举了，每一条理由都痛彻心扉。就拿运动眼镜来说，为了爱美，我可没少折腾：买过挂在近视镜上的墨镜片，不美观；试过合成的变色镜，又太重，最后只能无奈地放弃。这还都好说，最让我担心的是越野跑，越野跑路况复杂，摔跤跌倒是常有的事，如果摔得太惨，眼镜被震掉，那就太不幸了。对于我这样 550 度的高度近视来说，眼镜掉了就意味着瞬间变成睁眼瞎，得跪在地上摸来摸去地找眼镜。找着了还好说，找不着了就被困在山上了！看不到路，看不到路标，看不到人影，想一想真够悲壮的。

爱上跑步之后，人也变得孤傲起来。觉得自己无所不能，凡是户外活动都想去尝试一下，攀岩、滑雪、潜水，等等。攀岩还好说，滑雪要戴雪镜吧，潜水要戴面镜吧，一个近视眼镜被包裹在这些镜子下面，着实难受。

所以有一天，当儿子不小心把我的眼镜腿摔折后，我一咬牙一跺脚，就去做了个近视眼全飞秒手术。

过程并不复杂，先是做一系列术前检查，验光、眼压、眼球地形图、散瞳等，都不疼。唯一麻烦的是散瞳之后变得和老花眼一样，眼前的字都看不清，拿了一堆药，找不到哪个是眼药水，幸亏媳妇及时来帮我，才不至于手忙脚乱。

散瞳之后就是等待缩瞳，而我的瞳孔一直缩得不理想，一直到下班时间也没达到要求，医生只能调整我的手术时间。

正式手术这天也很简单，验光，测地形图，测度数，医生又对我讲了注意事项，我就进了手术室，洗眼、消毒、滴麻药。

大约十五分钟之后，我走向了手术台，躺下来，左眼被盖上，右眼被撑开，仪器慢慢靠近我的右眼，感觉一个光点逐渐接近我的眼球，接着是轻微的挤压感，然后慢慢地远离，像是一颗星星消失在黑暗的宇宙，医生又在我的眼球上略微修整了一下，就结束了。做完右眼再做左眼的时候我就放心了，心想，就算左眼没做好，有一个好的也放心了。

手术时间也就五分钟左右，当我坐起来睁开眼睛的时候，之前那个混沌的世界渐渐清晰了起来，我隐隐觉得，接下来的生活将大不一样了。

许多人可能会担心，手术安不安全？会不会复发？视力能恢复到多少？为什么很多医生自己不做？

我觉得解决这些问题的方法只有两个字：欲望。

戴眼镜对你生活、工作影响大不大？有没有彻底摘掉眼镜的想法？不戴眼镜对于你热爱的一些运动是不是更有利？

当欲望压倒一切，那些所谓的问题都不是问题，你不能因为飞机失事这种小概率事件而拒乘飞机吧？你不能因为将来满世界都是自动驾驶的汽车而不考驾照吧？个体有差异，思想大不同，管别人怎么做怎么想，只要自己认定了方向，走就是了。

就像跑步，当大多数人每天围绕着“跑步伤不伤膝盖”“跑步会不会让小腿变粗”“跑步能不能减肥”等问题踌躇不前时，他们错失的不是跑步这项运动，而是跑步带给人的一种内心的欢愉。有时候，想想爱上跑步是如此美好，一朝一夕，一月一年地跑下来，是断舍离的小确幸。断掉的是不健康的饮食、无规律的作息；舍弃的是滋长的肥肉、羸弱的躯壳；告别的是桎梏的思想，和一切异己的枷锁。一路走来，那些曾经黏附于身体表层的复杂逐渐被简洁取代，我们摒掉一个个身外之物，向往的只不过是大道至简。

做完手术之后，视力是慢慢恢复的，刚开始几天眼球上总像是罩了一层雾，周围的世界都是蒙眬的，心里总是惴惴不安，就怕我成为那个罕见的手术失败案例。

术后的次日、一周、一个月、两个月……都是复查时间，刚开始检查完了总是紧张地盯着医生的表情，就怕从他们微小的举动里捕捉到手术失败的信号，实际上并没有。主治医生自信、豪爽地来个总结：“非常好”“恢复得很好”“说你的眼睛做过手术都没人信！”

其实，担心只占了生活中极少的部分，更多时候都是获得新生的亢奋。晚上被尿憋醒，迫不及待地睁开眼睛，看着窗外闪亮的灯光，像是发现了夜空中最亮的星；早上醒来，迫不及待地睁开眼睛，贪婪地看着周边陌生又清晰的一切。最搞笑的是做完手术后第一次去理发，我的眼睛几乎是一眨不眨地盯着镜子看。

以前理发吧，只能感知脑袋上的头发被剪成了什么样，末了理发师还会礼貌地询问我的意见：先生，这样可以吗？

我嘴上说可以，其实啥也看不清。

做完近视手术之后就不一样了，剪刀如何在头顶翻飞，头发如何被齐整地剪断，发丝如何从眼前飘落，中年大叔如何变成精神小伙，一切全看清了！当理发师客套地发问时，我的心里早就说了无数次可以。

近视带来的烦恼，都随着摘掉眼镜一一消散在风中。偶尔，还会下意识地伸出手指沿着鼻梁向上推一下，只是镜框已不在，二十年的老习惯，想迅速改掉也不是件容易的事。

摘下眼镜之后，毫无疑问，跑步是方便多了，出汗、下雨了，搂起衣服的下摆，提起来整个罩在头上，自上而下那么一抹，豪气、洒脱、自在！

心仪了许久的运动眼镜也戴上了，清爽不头晕，极大地满足了我耍酷的需求。就算三分多的跑步配速也没问题了，眼镜再也不会上下颠簸，像汽车的点刹一样阻止我疾速奔腾的心。

很多人关心我的视力恢复得怎么样，晚上开车有没有影响，手术之后有没有不适感。这部分问题人体各有差异，我下面说的只是一家之言，不代表所有情况。

手术一个半月后，视力恢复到 1.0 和 1.2，我的体会是，如果哪天用眼过度，眼睛会有一些不适感，具体表现为有时候模糊，有时候看东西费劲。但闭上眼睛，休息片刻，或者按摩几秒钟，就恢复正常了。这一点，并没有什么影响。

阴天或光线不好的时候，眼睛看东西的效果会变差，具体表现为晚上开车时，眼睛容易疲劳，但我晚上连续开车时间一般不超过 1 个小时，所以每次基本都在要疲劳的时候就到家了。

还有一件事挺有趣，做了近视手术之后，突然发现身边许多人都做过这个手术，有的还是在十几年前，那时候这方面技术还不算很成熟，手术做完了还得戴眼罩和保护眼镜之类的。问及原因，要么是为了工作，要么就是为了漂亮。

还有几位跑友，在得知我做了手术之后，也下定决心摘掉眼镜，相信他们现在一定也正享受着无与伦比的跑步带来的快感吧？

其实，这个手术当然不只是为了跑步才去做的，我相信十几年前和十几年后，每一个你所做的决定，都是为了弥补缺憾，追求自己心中所设想的美好生活。我们每个人不都是这样吗？不停地学习新知识，接触更多的朋友，了解不同的领域，我们就像一个兢兢业业的修路工一样，每天的工作就是把缺口填补平整。补完一个缺口，可能还会发现更大的缺口，努力地查漏补缺，就是尽量不让人生留下遗憾。

只不过这些缺口，有的是靠自己的努力，有的是靠技术的帮助。我们有幸活在这个高度文明，高度发达的现代社会，理应去享受科技所带来的恩惠。

刚刚做完手术时，我手里拿着近视眼镜，心中生出无限感慨：啊，二十多年了，眼镜就是我的身体器官，陪伴了我的整个青春。如今说摘就摘了，心里不舍，藕断丝连。老伙伴，老朋友，我将把你珍藏，你将是我贵重的记忆……

结果，手术后不到三个月，我就把它扔到垃圾桶了。那天我记得特别清楚，因为要收拾行李，我把它从深深的箱底翻了出来。彼时的它，显得那么累赘又不合时宜，我盯着它看了三秒钟，同时上演了一段内心戏：你已经霸占了我这张面孔二十年，你还要霸占我心里余下的岁月吗？再见吧，我已经不爱你了。

一条抛物线在空中出现又消失，连飞翔的痕迹都不曾留下。

突然感觉，童年的记忆一点一点被唤醒，我想象着时光又回到了小学五年级的课堂，我不需要戴眼镜，不需要眯着眼睛听课，打篮球的时候不怕撞，仿佛人生才刚刚开始，周围的一切都焕然一新。

摘掉眼镜半年之后，我先后跑了北海道马拉松、大鹏马拉松、香港马拉松，除了第一场马拉松阳光太强烈戴了运动眼镜，后两场都是裸眼上场，我肆意地擦着脸上的汗，一次比一次跑得舒心、惬意。

我带儿子去迪士尼玩，看 4D 电影的时候，不需要再往近视镜上叠一个 3D 眼镜；坐过山车时，不需要再把眼镜摘下来，只能用耳朵体验刺激。这一次，我看清了两边流动的山谷，捕捉到了疾风的踪影。

我还在深圳的小雨里跑了一次步，没有了擦拭镜片的烦恼，1 个小时的跑步时光格外地享受，一气呵成，行云流水。

眼睛干涩的情况只在长时间用眼后会出现，闭上眼睛休息几秒钟就会恢复，夜间的眩光没有了，晚间开车都很正常。天气阴沉的时候，视力会受到轻微的影响，偶尔几次还会用手推一下鼻梁，这个动作出现的频率正在慢慢变少。

如果让我这个过来人给年轻人一个建议，我愿意在 35 岁之前必须要去做的事里加上做近视手术。我去做的时候已经 35 岁，医生都怪我去得晚，再拖几年，身体机能和眼睛恢复条件不允许了，想做也做不了。

目前的情况是，也不是所有人都适合做近视手术。术前要做的事非常重要——非常严密的检查，视力稳不稳定，角膜薄不薄，眼压高不高？有一项不合要求就会被劝退。

有几位跑友后来告诉我，看了我的分享之后他们也去做了近视手术。我觉得很好，除了极少数概率极低的不理想情况外，绝大多人都会庆幸在年轻时做出这个决定，我相信。

当然，还有许多不是近视眼的朋友，那年轻时必须要去做的事可以换一个词，“面对最恐惧的事”，这里面有两个关键点：年轻、恐惧。

近视眼算是典型案例之一吧，它需要年轻时做，它看起来很恐怖。

我记得连岳在评价深圳时曾说，挺好，本来想把户口落在那儿，结果查了一下政策，已经不允许了。

深圳的落户政策是大专学历 35 岁之前，本科学历 45 岁之前。你看，这就属于年轻时不做就错失机会的事。想一想年轻的你，现在有哪些事是恐惧又富有吸引力的。遵从内心的声音，不要瞻前顾后。

35 岁以后，身体越来越差。折射出人到中年的诸多无奈和踌躇，也可以从中看出，大多数的烦恼，都是逃避、躲闪日子中等来的必然。

如果你还年轻，或者说如果你还有一颗年轻的心脏，不要等，从你认为最恐惧的事中挑选一个，完成它。你会发现，世间那些所谓的恐惧，不过是庸常者喧嚣的造势，当我们摒弃杂音，揭穿那些虚无的假象，世界就会清晰明了，内心从此便少了一些混沌。

蛰伏一年，重回一线城市

2017 年 10 月，35 岁生日的早上，我在武夷山玉女峰的脚下醒来，看着身边还在熟睡的妻子和两个孩子，感觉自己一定是疯了。

就在一年前，我拖家带口，包了一辆八米长的厢式货车，把在北京七年积攒的所有物件全部拉回了老家。那一年，好像所有人都在谈论逃离北上广，流行得就像感冒病毒。

那些逃离北上广的人，后来都怎么样了？

是不是在大三居的房子里住着，睡得却不踏实？是不是在通畅的马路上开着车，心里却堵得难受？是不是在人情的喧嚣里推杯换盏，却在午夜惊醒后感到空虚寂寥？

这个人也许不是你，可这个人就是曾经的我。

回家之后的各种不适让我明白：眷恋故乡不意味着要寸步不离。

我记得有一天刷朋友圈，看到共享单车在北京开始流行，看到一些老同事的试骑体验，羡慕得不得了，而我第一次骑上它，已经是半年后的事了。

新生事物的滞后感倒可以忍受，观念上的差异带来的影响却令人恐慌。不得不承认，在一线城市接触的人群和思维观念都保持在较高的维度，新的思想、新的观点会得到迅速碰撞和传播，每个人都站在文明的高处，一荣俱荣。三四线城市虽然也藏龙卧虎，只是密度相对较低，不容易泛起波澜。在这样的环境下，如果个人再不求上进，很快就沉沦了。

一个人的不思进取，应该就是从自我沉醉开始的。

有一次，我请大学生帮我干活，空闲时就问起他们未来的打算，他们说，会留在这里找一份工作，毕竟这个城市挺好的。我一点都不怀疑他们的眼光，从内地城市来到一个沿海城市求学，肯定会有耳目一新的感觉，但这种满足带来的沉醉不应该发生在现在。我劝他们，年轻人如果可能的话，还是得到一线城市去看看。

这一年，我和妻子相继去了北上广深，我们知道，终归要在这四个一线城市中选一个落脚点。现在不去大城市，二十年后我们的孩子也会去，中国现在每年消失六万个自然村，中小城市正在逐年萎缩，往大城市迁徙的人口每年递增，工业化已经转变为城市化。那年十一，我在农村老家住了七天，给邻居大爷修复了电脑输入法，给对面的大娘调准了手机时间，给迎面碰到的老爷子调大了手机音量，不禁唏嘘，往后余生，难道就此孤独终老？

妻子说，10 月 16 日，我们就出发吧，那天是我们恋爱十周年纪念日。十年，我们从县城去了北京，又从北京回到家乡，好像一直漂泊不定，而这种状态还在继续。于是，我们打包了行李，把房子租了出去。

10 月 16 日下午启程时，我妈忍不住流了眼泪，我知道她肯定很困惑，一家人聚在一起安逸一生不是挺好的吗？为什么要如此这般折腾。

说句实话，我也没有确切的答案，只是觉得该出发了，那就再出发吧。开着车，一路向南，走走停停，睡一天车顶帐篷，住一天宾馆，在小县城停留过，也亲历过大都市，早上醒来在武夷山脚下，晚上休憩于永定土楼，我们的目的地是深圳。

那一年，我 35 岁，徘徊在而立和不惑间，在这个本不应该动荡的年龄，开启了一段由北向南的迁徙。当每天清晨跑步的衣服越穿越少，我知道，内心的那团火正在愈燃愈烈。

用自驾的方式闯天地

2017年10月末，我们一家四口人完成了一次生命中的“壮游”，是旅行也是迁徙，旅行的目的求天下奇闻壮观，迁徙的愿景在于知天地广大深远。

自驾清单：

起点：烟台

终点：深圳

途径：青岛五四广场、日照岚山、扬州瘦西湖、苏州太湖、乌镇、杭州西湖、千岛湖、衢州、福建武夷山、永定土楼、惠州。

用时：12天

历经：14 座城市

累计行程：2939 公里

总花费：19431 元

主要物料：车顶帐篷、车载移动 Wifi、拖车绳、电瓶搭火线、横杆车架、车载插座、移动充电灯泡、工兵铲、DIY 药品包。

大约半年前，我和妻子就着手准备去深圳的事，去深圳是为了什么？理由多得很，总结成一条就是：为了赚更多钱。

怎么去呢？妻子的意思是坐飞机，麻溜利索的，赶紧到了好给孩子找幼儿园。我则建议自驾，各方面的条件都比较成熟，老大 5 岁，正是喜欢玩的年龄，老二也 1 岁多了，已经学会走路，不用老抱着。我们两口子，一个是自由职业者，一个是全职妈妈，暂时都不受工作的约束，正好可以利用这难得的闲暇机会，从北向南，恣情山水。

妻子刚开始是拒绝的，因为自驾给人的感觉就是累，一路上还要照顾孩子，她觉得不享受。

为了说服妻子，我这个平时最讨厌做 PPT 的人，硬是做了一份十几页的自驾攻略 PPT。当她坐在电脑前微笑着一页一页翻阅的时候，我知道，这事成了。

自驾不意味着苦游、穷游，特别是带着两个孩子，需要充分考虑到他们的感受，同时也要体验到大自然的新奇，还要保证所有人的安全，所以，最后制定的方案是每天只开车两个小时，长途开车一是不享受，二是容易疲劳驾驶；开车的时间选在午饭后，那个时间孩子们正好睡午觉，老婆可以得到难得的休整，孩子们也不会因为坐长途车而感觉无聊。事实验证，这个举措非常棒。

我还准备了车顶帐篷，帐篷搭建在车顶上，可以保证在野外露营的时候，不受到小动物们的骚扰，刚开始的计划是住三天帐篷，再住一天宾馆，文明和野蛮相结合，美好和趣味兼具，可现实是残酷的，整个行程我们只住了四天帐篷，因为四个人睡帐篷太挤了……

除此之外，还要克服不友好的环境、误闯的生物以及心里的畏惧。夜宿日照，冷风呼号，寒雨滴滴答答落在帐篷上，一晚上碎梦无眠；太湖边上，蚊虫无孔不入，十几只蚊子“嗡嗡”叮咬，梦醒在挠指处；武夷山玉女峰下，因为靠近马路太近，一晚上车来车往，噪声生燥；只有在千岛湖的那一晚，依湖而卧，温度适宜，没有蚊虫，一夜香甜。由此看出，住帐篷最大的工程就是选址，地方选好了，就是殿堂级的享受，地方选得不好，真是活受罪。鉴于此，我们只睡了四天帐篷，其他时间都在宾馆里打发了。

当然，旅行的魅力在于，当时的不堪在过后都会变成笑谈，这些微小的不足并没有影响我们的心情，第二天醒来，想到马上要开往另一个陌生的城市，都会心生向往，一脸憧憬。扬州的美食佳人、乌镇的小桥流水、千岛湖的奇绝秀丽、九曲溪的水雾蒸腾、土楼的原生壮美……从齐鲁之都走到江南水乡，过千年古镇、闻万亩茶香，与不同乡音者攀谈，恨不能用全身筋骨体味当地民风民俗，豪杰佳话。每一处都让人沉浸其中，每一步都开阔眼界。

十二天的旅程，除了武夷山身处野外，不能扔下老婆孩子不管，其余十二座城市都留下了跑步的足迹，晨起于不同的城市，总有看不完的风景，用跑步的速度欣赏一座城，从容而又深入。我知道许多人都有这样的“嗜好”，尤其是在早上，当整个城市还没有苏醒，奔跑者于静谧中感受着这座城市的深沉，跑着跑着，天就亮了，阳光下的车川人马又是另一副景致。

有人说，旅行，不过是在自己玩腻的地方到一个别人玩腻的地方。一路上，让我们感慨惊讶的风景在当地人眼里早已司空见惯，一些让我们叹为观止的行为在他们看来见怪不怪，一些让我们赞不绝口的美食在他们那里本就是家常便饭。是的，世界之大，每个人都在自己玩腻的地方默许着厌倦，习惯着迟钝。不变的是古迹遗风，变化的是不屈从的人心。

在出发之前，和亲友小聚，无法避免被问及迁徙的目的，好言提醒深圳之行的压力，那时我才意识到自己怎么变成了这个样子。在没有辞职创业成为一名自由职业者之前，我是一个十分恐惧压力的人，每天朝九晚六，怡然自得。就算在高峰期挤地铁，在周末加班都没有丝毫怨言。创业之后，被风起云涌的变化裹挟着前行，有过局促不安，也有过得意忘形，但创业维艰，墨守成规就意味着被淘汰，窥此而见全貌，人生也是如此，沉溺于舒适区不主动求变，就只能被后来者宰割。

我告诉亲友，压力对于现在的我来说，本身就是一种刺激，它就像习惯了跑步一样，流淌在血液里，一日不跑心里就空落落的，总觉得少了什么，以至于心神不宁，啥事都做不好。

也像旅行，需要一直在路上，见识不同的人，感受不同的风景，接受不同的习惯。史蒂文森说："旅行的目的并不是去那里，只是为了前进，最要紧的是不要停下来。"

从家乡回归到一线城市，就是惧怕这种原地踏步，在这个日新月异的时代，裹足不前实则是一种退步。

那个十月很快就过去了，那些我们正在经历的激荡岁月被毫不留情地抛向身后，随着时光的移去而变得暗淡，留在我们身后的是无数个浮沉的日月，包括人人向往的星辰和大海。没有什么可以值得留恋的，过去的就让它过去吧，马克·吐温说："黄金时代在我们面前而不在我们背后。"

深圳再创业

我从2005年开始参加工作，2014年6月辞职创业。按部就班的这十年时间，我买了房、结了婚、生了娃、长了肉。日子过得稀松平常，没什么可圈可点的故事。

如果不是高血压，每天早上流鼻血，怕自己死于非命，我就不会跑步，如果不跑步我就不会开公众号，如果不开公众号，自然也没有创业什么事了。

但生命就是这么神奇，上帝给了你一种病，同时给了你一把药。顺带着治好了我畏首畏尾的毛病。我发现创业这味药剂的威力太大，从北漂到创业这几年时间，先后又治好了我的两种病。

（1）不好意思“谈钱”

这跟性格和观念都有关系。那时候，经常有跑友在后台夸我，说你的平台办得多么好；我们一家人在你的影响下开始跑步，收获了健康；你在做一件功德无量的大好事……

这样的话听多了，就先把自己奉为圣人，不染这世俗之气，跟铜臭划开界线，觉得自己高风亮节，自视清高……其实什么呀，就是一副穷酸书生的模样。

人不能只靠精神活着，当现实问题摆在眼前，每个人都不可能逃避。

当我开始卖跑步装备时，有人在后台留言抱怨“跑步者说”变味了；当我开始发广告时，有人用哀怨的口气说，老虎也开始挣钱了呀……

似乎只要一跟“钱”沾边，就会有人冒出来阻挠。我左右为难，举步维艰，这钱到底该怎么挣，挣多少，这个问题困扰了我很长一段时间。

终于有一天，我看到有一位业界大 V 开课讲“自媒体营利”的话题，就交钱报了名，期间我向他咨询了如何“合理商业化”的问题。

他说，你要提供有价值的东西，用户觉得物有所值或物超所值，自然就会为你的产品付费。不要总觉得挣了用户的钱就不好意思，这是互相给予，平等交换，商业之美就在于大家各得其所，各享其乐，情怀和商业是可以完美结合的。

但不管你做得有多好，总会有一群人站出来反对你，他们习惯了免费，看不惯收费，他们把免费看成是理所应当，把收费看成是大逆不道。

有了对商业粗浅的理解，我于 2014 年底推出了收费模式的“百人百天”，从此聚拢了一批志趣相投的人，他们中有的人连续报了很多期，认为这是对产品、对服务、对价值的一种赞同。

（2）追求“毒自由”

总体来说，我比较幸运，遇到了一个好的机会，找到了一个还算可以的运营模式，不至于让我在创业路上捉襟见肘，但这也容易催生人的邪念，正所谓饱暖思淫欲。

在北京时，我隔三岔五就要被投资机构拉到咖啡厅聊天，那时候心高气傲，觉得都是别人有求于我，一般的条件都不答应，其实现在知道，是自己太装了，总想着追求那些虚幻不切实际的自由。

最可笑的是有一次，投资已经敲定了，事情已经往好的态势推进，但在签协议前我又打了退堂鼓，心里想到从此以后再无自由，又要恢复上下班的工作状态就满是不情愿，为了追求“毒自由”，我把自己禁锢到更深的牢笼里。

后来从北京搬回烟台，也是对自己的过分放纵，是彻头彻尾的享乐心在作祟。然而创业的路上，逆水行舟，不进则退。

当你在贪图安逸的时候，总有人在努力工作，当你故步自封的时候，总有人虎视眈眈。“隐退江湖，还想在江湖上有哥的传说”，现代社会，不存在的。

痛定思痛，我从烟台搬迁到深圳。我知道，每一天，都会有许多人浩浩荡荡地从三四线城市奔赴一线城市，他们的民族、年龄、籍贯、衣着各不相同，内心却怀揣着一颗同样不安分的心。正是这颗不安分的心，才让这个世界变得更有想象力。

原来，创业真的是一条不归路，只要涉足，就要用一生的精力和心血来打磨它，锻造它，是菜刀还是宝刀，全看自己的修为。

创业之路，对我而言，是认清弱点，改掉毛病的过程。到深圳后，我见了投资人，与各行各业的人聊天，重新严格约束起自己，用更多的精力、更多的激情，把跑步这项运动推广给更多的人，让成百上千万人养成跑步的习惯，收获健康的身心。

奔跑攻略：

一

如何通过跑步减肥

关于跑步减肥，我告诉大家几点：

1. 跑步必须要跑够40分钟才会有效减肥

40分钟其实也没有那么准确，这也要看每个人的个体情况。那为什么会有这种跑够40分钟的说法呢？

这就需要了解跑步是如何消耗能量的。

跑步开始后，身体先消耗的三磷酸腺苷，也就是身体的直接能量来源，但这个元素很少，几乎可以忽略不计，然后依次是肌糖、血糖、肝糖（糖原）、脂肪、肌肉。这里面需要注意的是，以上的物质并不是按照顺序依次消耗的，而是同时进行的，只不过跑步的前30分钟，脂肪消耗的效率不高，跑步30分钟之后，脂肪代谢供能比例增加了，这时候，脂肪燃烧的效率就会很高，基本可以达到50%~60%。

知道了这个顺序，我们就明白为什么跑步至少要跑40分钟以上了。如果你只跑了20~30分钟，身体消耗的大部分是糖原，脂肪可能只是在身上颤抖了一下，刚刚准备参与正式的供能，结果你停下了。这就相当于你去挖宝藏，宝藏埋在地下3米的地方，你挖了2.9米就不挖了，其实只要再坚持一下，你就成功了，偏偏在这时候放弃，等于功亏一篑。

在开始的时候，有氧运动主要消耗的是脂肪，无氧运动消耗的是糖原。那你有没有想过，既然糖原那么难消耗，竟然要耗费20~30分钟的时间，那我们在跑步之前做一些无氧运动会不会效果更好呢?

是的，确实是这样。许多人本来感觉就很忙了，你说每次跑步要1小时，就会嚷嚷着没时间。如果知道了每次跑步前30分钟脂肪基本是不参与消耗的，就会很着急。

怎么办呢?这里有一个小窍门，就是在跑步前，先做10分钟无氧训练，比如负重深蹲、快速的俯卧撑、蛙跳，等等。只不过，在做这些运动前，一定要先做好热身。做了这些无氧运动之后，体内的糖原会更快地参与消耗，这时候再去跑步，脂肪就会迅速地参与燃烧。如果你的脂肪是一堆柴火，那跑步之前的无氧训练就相当于在这堆柴火上浇了一些汽油，点火快，燃烧也非常充分，整体锻炼的时间缩短了，锻炼的效率自然也就提高了。所以我们强调的第一点就是正确的跑步顺序：热身、无氧训练、跑步。

开始跑起来了，究竟跑多快才能更好地燃脂呢？如果跑步的速度和走路散步一样，能有效果吗？这里有一个概念大家要清楚，就是燃脂心率。有一项研究发现，运动量达到最大心率60%时，身体开始大量消耗脂肪供能。当达到最大心率75%以上时，身体在消耗脂肪的同时开始消耗蛋白质（肌肉）供能。因此最大心率的60%~75%（称为目标心率）即为有氧运动燃脂的最佳心率区间。

最大心率怎么测，网上有一个公式是“220减年龄”，准确地说，这个公式其实并不精确，但对于大多数人来说，基本也差不太多，所以如果你自己感觉身体状态良好，又怕麻烦，那就可以直接套用这个公式，你的有氧运动最佳心率=（最大心率）×（60%~75%），这个区别，比如说我今年30岁，220−30等于190，190的60%~75%就是114~142。理论上说，你的有氧运动心率保持在这个区间内，效果都是不错的。

以上这个方法适合任何初跑者，当然如果体重过大的话，还是要先从快步走开始，不能上来就跑30到40分钟，那样很容易受伤。如果之前没有跑步基础，那就从这个方法开始，这么做，起码可以保证从一开始就能达到较高的减脂效率。

2. 在适当的时候进入第二阶段

当跑步达到一定基础，已经跑了一两个月，可以一口气跑 30 分钟或者 5 千米了，可以进入到跑步减肥的第二个阶段。这个阶段使用的运动方式为：HIIT(high-intensity intervaltraining) 的缩写，意思就是“高强度间歇训练”。

BBC 前几年做了一个很火的调查实验。实验内容是，他们先找人进行 1 小时跑步训练，在第二天早上吃一顿含有丰富脂肪的早餐，之后去化验血，发现这顿早饭让他血液中的脂肪含量翻了一倍。然后他们再散步 90 分钟，第二天早上吃同样的早餐，再去化验，结果发现这一次血液中的脂肪含量大幅度下降，通过研究发现，原来是散步这项运动可以激发体内的一种物质——酶。

这种酶的存在可以清除血液中的脂肪，从而降低血脂。但就像我们前面说的，不是所有人每天都有那么多时间锻炼，那有没有其他用时更短的运动可以更好代替呢？后来，他们顺理成章地找到了这种方式，即 HIIT。短时间、大强度训练以最快速度骑车 20 秒,休息一会儿后继续,连续做三个高强度的 20 秒。这样的训练有什么效果呢？他们把这种运动方式和一位每天走路 6 小时的服务员进行了对比，结果发现，每天只进行 3 分钟的高强度间歇训练，和每天走路 6 小时相比，消耗的热量只少了 500 卡。

这个实验证明了，如果想要更好地减肥，最好的方式就是将有氧和无氧相结合。

这里还有一项数据，相对于强度一成不变，穿插了高强度运动的训练，一般要达到68%~92%的最大心率。虽然在当时看来，运动消耗的总热量差不多，但在运动后的恢复期，消耗热量的效果却不一样。

有研究证明，高强度训练的减脂效果在运动后的72小时仍旧很明显，这种强大的效果会持续很久。

讲到这里有人可能不明白了，无氧运动不是只消耗糖原吗？那为什么和有氧运动结合到一起，减肥效果就更好了呢？

这就要非常隆重地请出一个名词了，叫作EPOC，中文译为“运动后超量氧耗”。那这个EPOC是怎么产生的呢？

比如说，你在健身房练举重，要举起50公斤的杠铃。为了把杠铃举起来，你要深吸一口气，然后憋住，气贯全身，然后大叫一声，利用爆发力把杠铃举起来。我们看电视直播或者自己举重的时候，不会在举的过程中还能轻松自如地呼吸吧？所以，举重这个项目就是典型的无氧运动。

无氧运动消耗的是糖原，糖原这个东西脾气挺古怪的，它在身体里扮演的角色是吝啬鬼，你想调用它，它会想方设法地在大脑里传递信号，千方百计地阻止你的行动。你现在想一想，运动之前是不是最难熬？是不是经常会想，我要不要去健身啊？我要不要去跑步啊？唉，跑步健身太累了，要不今天休息一下吧……但一旦你穿上跑鞋，或者到健身房锻炼起来，就会不知不觉地享受其中。在跑步圈有一句特别有名的话：最难的不是跑步本身，而是你决定要不要跑步的那个过程。许多的资深跑者深有同感，其实跑步最累的就是刚刚起步的那段距离，跑了5千米之后就停不下来了。

这种情况的罪魁祸首就是糖原，糖原是你运动的头号敌人，因为它不愿意付出，从食物中获取的糖分就喜欢存起来，而且还挑唆大脑一起对抗你。意志薄弱的人很容易被它打倒，后果就是糖分越积越多，多了之后转化成脂肪，人就这样慢慢地变胖了。而对于意志坚决的人来说，这点小把戏轻而易举就可以搞定，他们会对自己说，那么多人不想运动，我一定不要跟大多数人一样，今天我要把50公斤的杠铃举起来，谁拦都没用！

于是你一使劲，还真举起来了，举的过程中，糖原在剧烈地消耗。而这个过程中，身体里的能量元素是不平衡的，糖原就像一个当铺，你从它那里当了一麻袋糖给消耗掉了，你就欠当铺一麻袋糖，这个当铺不好说话，上一分钟当走了，下一分钟马上就要还回来，怎么办呢？于是你说，哎，我身体上有一堆脂肪给你吧。

你看，EPOC就是这样一个过程，这说明为什么高强度运动不属于有氧运动，不消耗脂肪，但仍然减脂效果非常好。我们之前说跑步时脂肪参与耗氧量是50%~60%，而EPOC可达到的耗氧总量可高达90%，而且这些供能全部来自脂肪的氧化。

知道了这个概念，就可以用到跑步上了。需要注意的是

EPOC 的三个关键点：高强度，短间歇，多间歇。

所谓高强度，就是刚才说的，近乎无氧的状态。短间歇，就是这种高强度和休息的时间一定要短，比如说高强度持续 1 分钟，然后再休息 1 分钟，如此循环。刚开始不建议一下子来个几分钟的高强度，因为许多人没那个能力，可能做完第 1 分钟后，第 2 分钟就开始偷懒了，效果就会差强人意。多间歇是多做几组的意思，在自己的能力范围内，尽量多做几组。

我们在进行完热身、无氧，正式进入跑步之后，就可以转换到 HIIT 这种高强度间歇性运动中。具体怎么做呢？我们可以先慢跑 1 分钟，然后再快跑 1 分钟，循环往复，这样跑个 6~10 分钟，能力强的跑 30 分钟，减肥效果就杠杠的了。

那慢跑和快跑的速度怎么定义？还是要回到前面说的心率问题上，你可以在网上花几百元买个心率表，跑步的时候实时监测。一般来说，高强度的快跑要达到最大心率的 80%~95%，而慢跑就是感觉你能喘过气，自如地说话。如果没有心率表也没问题，你可以按照自己的感觉来了解自己是否达到高强度的快跑。一般来说，60%~70%：边跑步边自由地说话。70%~80%：可以说话，但不是很通畅流利，只能说短句。80%~90%：比较快的速度，只能说一两个词。90%~100%：冲刺跑，强度较大，不能说话，无法交流。

这个方法一定要记住，因为高强度的跑步训练有一定的危险性，不适合初跑者，有基础的跑者，或者是对自己身体充分了解的同学才适用这种方法，新手别说快跑1分钟了，就让你慢跑1分钟你可能都得喘。而且对身体伤害比较大，容易发生危险。

如果你还没开始跑步减肥，或者你跑了一段时间感觉效果不明显，知道这个方法后，你可以先到网上买一个带体脂率测试功能的秤，每天记录体脂率。你会发现用这个方法后，秤上的数字每天都有变化，这也是一种很刺激的激励方式。

当然，这种训练方法相对于我们说的第一种保持节奏的跑步训练会辛苦很多，你需要有充分的准备、强大的意志力和十足的减肥决心才能行。

再总结下第二个方法的主要内容，就是在跑步中加入高强度运动和间歇休息的训练方式。比一成不变的速度效果要好得多。

3.饮食

最后一个方面，相信大家也猜到了，老话说，管住嘴，迈开腿。更有甚者，减肥是三分靠练，七分靠吃。所以，饮食对于减肥也是非常重要的一个方面。

大家一定不要学我，我属于节食或者说断食了，很不科学。如果锻炼的力度不够，还不能坚持，你再去节食，身体就会认为是主人囊中羞涩了，得为主人储存点脂肪。一旦脂肪被当成宝存到保险箱，你想拿出来就更难了。所以，减肥一定不要节食，而是要改善饮食结构。也就是什么该吃，什么不该吃。

著名的亚索800训练法的发明者巴特·亚索曾经在他写的一本书里提到，一个跑者合理的饮食搭配，应该是每顿饭大约有1/2是碳水化合物、1/4的蛋白质和四分之一的不饱和脂肪酸。

那在生活中，怎么样选择搭配才算是合理科学的呢？

我们需要知道两件事。第一是GI值，也就是血糖值上升时糖分吸收的速度，翻译一下就是：食用后血糖值立刻上升的就是高GI食物，上升慢的就是低GI食物，高GI值意味着食物吃下去容易被储存成脂肪，而且吃完之后容易饿。

高GI值的食物主要包括面包、精加工的米面、点心、饮料、糖果等。与之相对应的，GI值低的一般是指粗粮、瘦肉、坚果等没有经过深加工的食品。一般GI值高于60的，就要十分警惕了，当然也不是所有的食物都符合这个标准，比如可乐的GI值只有43，啤酒的只有34，虽然它的GI值低但不属于健康食品。而有些蔬菜的GI值又很高，胡萝、南瓜，虽然GI值高，但从营养摄入的角度来讲又比较健康。但这只是个例，记住这几个就可以了，其他食物的GI值你可以到网上查一下。

总之，我们要尽量避免摄取深加工的糖和垃圾食品，比如炸薯条、汉堡包、爆米花、蛋糕、冰激凌等。

在这个概念的基础上，我们再用另一套方法进行筛选，就会明白很多。这个方法就是在国外很流行的N/C比食物减肥法。

食物中含有5大营养元素，其中前3种蛋白质、脂肪、碳水化合物我们前面说过了，正是这3种营养元素热量含量极高。除了这3种，还有两种是矿物营养素和维生素。所以，某种食物矿物营养素和维生素含量与总热量的比率，就被称为N/C比。

这里的N是Nutrient value，即营养价值，C是Calorie，即总热量。

以大米为例，我们平时吃的大米，本来是水稻，原本的生态模样是糙米，糙米的糠皮和胚芽含有丰富的矿物质、维生素及食物纤维，但我们通过深加工把它们去除了。

这些东西以前都喂给牛羊猪，深加工的大米虽然口感好，但它像糖块一样，热量很高。那大米的N——C比如何呢？相同分量的糙米和白米，因为糙米周围的糠皮和胚芽几乎没有热量，所以在总热量C相同的情况下，糙米的分子N更多，也就是糙米的营养价值更高，不容易产生脂肪，相对于白米，糙米就是非常好的食物。

那这种高N/C比的食物有哪些呢？一般的蔬菜，像胡萝卜、南瓜、番茄、青椒、菠菜等，再比如一些裙带菜、海带、核桃等食物，都含有丰富的营养素。

最后，我们再来总结一下。

第一，跑步的正确步骤：先热身、再进行无氧运动，最后用燃脂心率跑够40分钟。

第二，高强度间歇跑，1 分钟高强度，然后 1 分钟休息，如此反复做个 6 到 10 分钟就会有不错的效果，能力达到的话一次跑个 30 分钟到 1 小时，效果就更了不得了。

第三，饮食的搭配，了解食物的 GI 值，然后注重 N/C 比。如此做到以上 3 步，跑步减肥就没啥问题了。

第四章

跑步十年，跑出自律

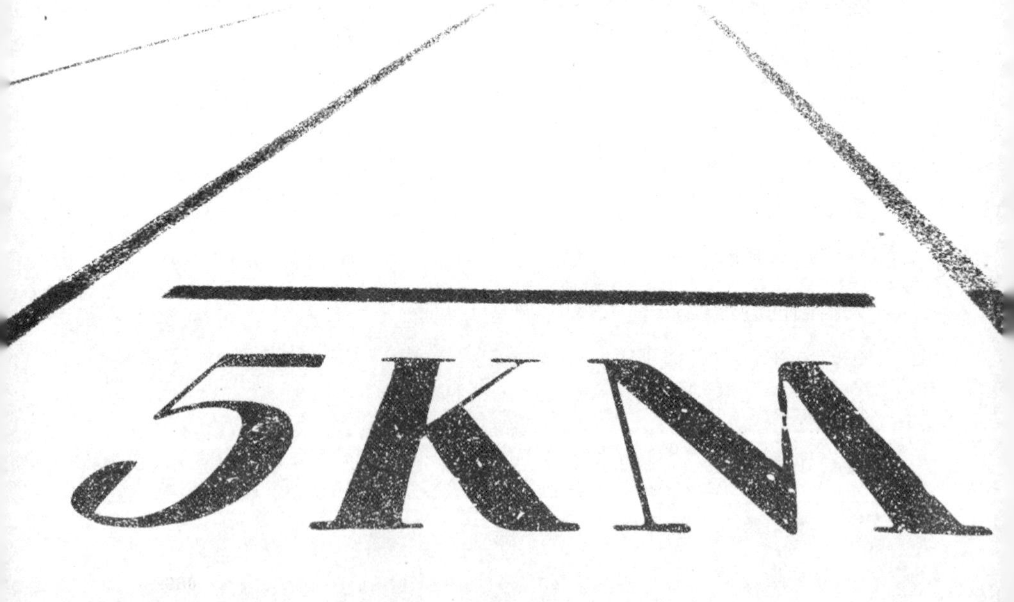

结婚八年，我对爱情的理解

2019 年春节，结婚八周年纪念日的那天早上，我在朋友圈发了一组八年前后对比悬殊的照片，配上文字说，岁月是一把手术刀。有朋友调侃，简直是大砍刀，也有朋友说，都道岁月饶过谁，原来是饶过了你们……

其实我想说，八年的爱情，跟外表的变化没有太多关系，更多的是自己内心对岁月的一种和解。

刚结婚时，我俩之间有许多新人间的小约定。比如说，每天出门前的拥抱，每晚睡前的拥吻，这个习惯持续了很久，半年？一年？不记得了，总之很长时间，以至于我觉得这并不是什么难事。爱情，只要每天想着对方，惦记对方，给予对方，哪有不甜蜜的可能？

很长一段时间，我俩的爱情都是亲友的楷模。同事说，没怎么见你们红过脸、吵过架，整天羞涩地望着对方，就像初恋时的情侣；朋友说，我们能有你俩一半的状态就知足了；亲戚说，真羡慕你俩，什么时候看都是腻在一起。

不记得从哪一天开始，这种习惯慢慢断掉了，断得那样悄无声息，以致妻子提醒我已经好久没有抱过她时，好像已经过去了几个月之久。

生活还是照常继续着，婚姻也并没有节外生枝。我们知道，彼此内心依然装着对方，只是不需要用那些小仪式去重复证明了。

爱情进入这一阶段，可以套用《流浪地球》的第一阶段：刹车时代。刹的是刻意制造甜蜜的车。我知道，对于刚刚步入婚姻的两个人来说，甜蜜必不可少，它就像蛋糕上的奶油、面包上的果酱一样，没有，就缺少了某种味道；有，感觉才会更丰富饱满。它又具有着天然的属性，就像推进火箭的燃料仓，当火箭进入正轨，它也完成了使命。

婚姻进入第二阶段，多了一些平淡，偶尔就冒出一些争吵，这个阶段也可以套用《流浪地球》的第二阶段：逃逸时代。逃逸来自另一方不好的情绪操控。

我们结婚后很久都没有红过脸，功劳全在她。她天性谦和，又懂得变通、善解人意，总是在我刚露出愠色的时候，用平和的语气和机灵的语言消除隐患。这一点我做得不好，让她承担了太长时间和事佬的角色，而婚姻是两个人的事，如果只是一方无畏付出，总有失去平衡的时候。现在回想，也许正是因为自己的任性，才引发了第一次还击。我想，也正是那次还击，才摆脱了另一方不好情绪的操控。这其实也是婚姻必经的一段，对自己也是对彼此的和解。

但情绪的逃逸不代表情感的逃逸，只是说，一个人可以在婚姻中，过得更自我，更随性，更自由。只有双方都给对方留有余地、释放空间，才不至于进入围城、陷入枷锁。

婚姻更长久的状态，也是《流浪地球》的第三阶段：流浪时代。保持一种相对稳定、安全、波澜不惊的状态，一起走完平凡婚姻的不平凡里程，直到飞向比邻星，完成使命。

在这个阶段，会因为时间太过久远显现出内心的焦躁，也会因为对未知的不确定感到不安，还会因为遭遇迎面撞击的星球而手忙脚乱，但任何困难，放在浩瀚的宇宙都不足挂齿，做好当下的，共同面对未来的。

总结一下，我对爱情的理解，分三个阶段：

①不依恋刻意的甜蜜；

②对自己、对彼此的和解；

③保持稳定、把握当下、共度未来。

结婚八年，我对爱情的理解，其实和对跑步的理解有那么几处相通的地方。跑步中的枯燥、愉悦、痛苦、怀疑自己、战胜自己可以对应爱情的不同阶段，只不过跑步是和身体谈恋爱，爱情就真的是跟活生生的人谈生活了。

如果跑步是恋爱，那马拉松就是婚姻，有了跑步时对身体的磨合与了解，才有了奔赴马拉松赛场的决心和信心。而真正站到了马拉松的起点，考验才算刚刚开始，你万万不能用百米赛跑的速度去拼一场马拉松，那样只会带伤退场。正确的做法是慢，跑得慢、跑得远才能跑得久、跑得远。婚姻这场马拉松，不在于起跑得有多快，而在于谁能笑着跑到最后。

一条狗的跑步生活

2019年9月，我领养了一只刚满周岁的拉布拉多犬，它被主人抛弃在地下车库，流浪了一段时间，营养不良，发育不好，身形比正常的拉布拉多小。

我的想法是拉练它一番，以后陪我跑山，所以给它起了个名叫“山丘”。记得第一次带它到楼下跑步，300米一圈的跑道只跑了3圈就不想再跑了，每次路过家门就想回家，最后跑跑走走总算凑够了3千米。

我发朋友圈，有人告诫我不要带它跑步，理由是不适合，狗的体温如果太高会暴毙。

如果我没有过往的经验，或许真被吓到不再带它跑步了。但好在之前，我亲眼见过一条拉布拉多跑过17千米的越野。

那是有一年“百人百天”举行毕业跑，我们二十几个人相约玉龙雪山，在户外达人超哥的带领下从海拔 2400 米的丽江古城一路攀爬到海拔 4000 米的玉龙侧峰，那条黑色的拉布拉多一直陪伴在我们身边，腾挪闪转，好不优雅。

后来我知道，超哥上山拉练的时候经常带它一块，长年累月的练习，成就了“拉拉”一身优美的肌肉线条。也许就是从那时候起，养一条拉布拉多的想法，在心里生根发芽。

“山丘”在我的“训练督导”下，跑了不少地方，深圳湾、宠物公园、家后面的野山、平整的沙滩、大鹏半岛，最多的还是街道小区。

我像辅导一个初跑者一样训练它，从 3 千米到 5 千米，又到 8 千米。快一年过去了，它已经从一个跑步小白成长为一个长跑健将，至少在“汪星人”中是这样的。

记得刚刚把“山丘”领养回家时，它的救助者就告诉我，像这类善跑的犬种，不让它跑，反倒是一种虐待。

人不也是这样的吗？我们天生就会跑，为什么却难以迈开双腿，久坐是人类的健康杀手，为什么我们却长坐不起，日复一日地为难自己。

你可能会说跑步伤膝盖、跑步粗小腿、跑步容易猝死等，这些话听起来如此熟悉，就像信誓旦旦地告诫一条拉布拉多不能跑步一样，你如果只是拴在家里，关在笼子里，它们确实只能跑几百米，但冲出家门试一下，坚持几个月再看，一条不被人看好的宠物狗也会变成人人惊羡的跑步狗。

这个世界上，当我们想做某件事，随之而来的总会有质疑和反对，先不说那些声音有没有经过严格的考证，就算来自权威，个体还是有差异的，就像用同样的材料勾调一种酒，不同的环境、气温，得到的味道也全然不同。

体育对人类意味着什么？我想，它和教育的意义同样重大，刘慈欣在他的科幻小说《乡村教师》里，用洗练的文字写出了教育的伟大，乡村教师在临终前拼尽余力向学生灌输的几个公式，使得人类顺利通过碳基文明的考核，无形间拯救了地球以及人类文明。

或者几万年之后，宇宙间也会经历一场身体素质的考量，不是优胜劣汰的个体竞技，而是关系到整个文明的生死存亡。

当我们在为难自己时，为难的其实是我们的爱人、朋友，以及后代子孙。

我们何苦为难自己，在众人闪烁其词时，穿上跑鞋，头也不回地跑出去，就对了。

37 岁生日：跑了一个 37 千米

37 岁生日这一天，我在凌晨四点起床，穿好跑鞋，灌满水袋，背上越野背包，沿着深圳湾沿海步道，跑了一个 37 千米。我对自己说，生活本没有意义，需要赋予一些好玩的事物，加入一些仪式感让生活变得有意义。

做公众号的前两年，基本都是到处搜摘一些好文章分享，我自己的文字不过是文章末尾几十字的“老虎闲谈”。因为不需要谋划篇章，不需要长篇大论，写得倒也容易。也许是做记者的那段时间，把千篇一律的文章写烦了吧，偶尔写点豆腐块可以，大段的文章写起来总是不情不愿的。

而到了写公众号的两三年以后，因为做相同类型的公众号多了，大家抄来抄去的，文章内容同质化严重。鉴于此，我开始渐渐偏重于写自己的文章，把自己的故事、心得、游记，以及方方面面的生活挑战悉数发表上去。这类的内容因为不迎合大众的喜好，只记录自己真实的内心，流量下降不少，但贵在真实，在自媒体圈里有一个专有的名词叫作“人格化”，更多的是讲述一个活生生的人。

也就是从这时候开始，为了寻找文章题材，我开始从自己身上做文章，挑战各种各样的一百天，比如一百天素食、一百天写作、一百天做不重样的对称早餐，等等。每年生日的时候，我还会写一篇成长类的文章，记述这一年的变化。

37 岁生日，是我辞职创业的第 3 个年头，这 3 年时间，我经历了从北京回到烟台，又从烟台来到深圳的三城迁徙，似乎每一年生活都有一项大变化，这种变化，在父母眼里或许是一种不稳定，而在我眼里，充满了不确定，正是因为不确定，才更有想象空间。

也许是经历了足够多的波折，内心已经不允许安于平淡，或者说恐惧于无所事事的庸常状态，隔三岔五都要找些刺激的元素，只为让自己有一种真实活着的感觉。

所以生日这一天，是创作话题的大好时机，况且还能填满内心的虚无，给公众号增加点写作素材。

37 岁生日跑步 37 千米的决定就在这样的背景下愉快达成了。

37 千米这个数字，在马拉松赛事里，不算一个特别容易完成的距离，一旦坚持跑完了，就会特别的痛快，它刚好没有触及 42 千米的极限，又比半马多了几分身心的煎熬，在不去跑马拉松的日子，这个训练距离刚刚好。

挑战的过程相对平淡，看看海潮，拍拍风景，再录几段短视频，不知不觉就跑完了 37 千米。

跑到最后几公里，身体能量处于被耗尽的边缘，那段时间最容易产生一种幸福感，这种感觉来源于想象，想象跑完了回到家中吹着空调的惬意，想象坐在沙发上打开一罐冰镇啤酒的爽快，想象着可以洗个热水澡舒服地躺在床上的满足。

然后你会惊讶于，这些幸福感的来源不过是生活中那些习以为常的事物，平时的每一天都可以任意享用，并不觉得多么美好。而此刻，仅仅因为一场艰苦的跑步，全部变得让人神往起来，不得不感激跑步的馈赠。

热衷于参加马拉松的人都有一种默契的感受，那就是每次跑完一场全马后，都会在终点处陷入怀疑人生的窘境，像是突然失去了往日坚定的价值观，变得犹疑、难以捉摸。他们会告诫自己，以后再也不花钱买罪受了，支付着飞机票、住宿费、报名费大几千的费用，跑到一个陌生的城市，和一群互不熟悉的跑者，一起在大街上游荡四五个小时，为了什么呢？于是在内心暗暗发誓，再也不做这等傻事了。

就算在终点处对自己骂得再狠，忏悔再深，过不了几天，当身体各处的疼痛逐渐消失，又开始对下一场比赛跃跃欲试了，全然忘了当初的“誓言”。

跑步为什么有这般魔力，我理解的就是——跑步可以让我们找到最简单的身体诉求。跑累了能停下来休息就够了，跑渴了能吃一口西瓜就是甘露，跑饿了只要吃口热面就能感动到泪流满面。

而活在忙碌生活中的我们，显然有太多超过我们自身能力的要求，而当梦想无法实现的时候就会焦虑，当理想越来越遥远的时候就会绝望无助。这是许多人感觉“活着好累”的最主要原因。

我当然是从那种痛苦的经历中走过来的，正是因为在许多关键时刻有跑步的护佑，才让我一次次审视内心的原始需求，让我放下焦虑与害怕，回归到本初的那份质朴的需求。繁忙劳碌的一生已经很累了，要给自己时间安排一点驻足的时间，让飞奔的身体等一等寂寥的灵魂，在某一个霞光映照的清晨，让身心约着见一面，一番奔跑过后，再看那一茶一饭，已是生活中最美的犒赏。

跑步八年，我准备办一所学校

作为两个儿子的父亲，因为我喜欢跑步，所以很早就有意识地培养孩子对运动、对自然的兴趣。比如，在老大 3 岁时，我推着婴儿车，带他参加北京马拉松，带他感受运动的氛围。2020 年，7 岁的老大踩着轮滑，4 岁的老二坐着车，和我一起跑完半程马拉松。我还带他们去攀岩、骑马、登山、露营、冲浪、游泳，带他们抓知了、做弓箭、玩泥巴以及山林探险。

我在车顶装上帐篷，用两个周的时间，带他们五省自驾游。晚上，我们把车停靠在高山牧场、远古村落、边城茶峒、漓江岸边、千户苗寨，在风声、雨声、蛙叫里入眠，又在一声鸡鸣中醒来。

做这些事，其实我是有私心的。

做父母的可能都有同感，带孩子最累的地方，就是在家里。因为家是最熟悉的场所，孩子经常玩着玩着就不知道干啥了，于是总缠着父母要求陪玩，但是把他们带到户外就完全不一样了，离开家门的孩子就像归山的猴子，上蹿下跳，玩得满头大汗，根本没有家长什么事。

所以带他们走进自然，走向户外，既能轻松带娃，又赚了风景看，还不耽误我运动，三全其美。

当然，最重要的，在这个过程中，我发现他们的体能越来越好，他们的运动技能也在不断提高，他们在自然中更容易打开心扉，谈天说地。好多次在外面玩耍的时候都收到了大人惊讶的赞叹，这么小的孩子会骑车？这么高的山他自己爬上来的吗？

无意中，我参与了一场在欧美国家极为盛行的青少年户外教育，从中受到极大的启发。

目前来看，我们对体育的理解似乎比较局限，停留在固有的认识里。体育不仅仅指那些热门的篮球、足球、跆拳道，体育也不应该被束缚于室内、场馆、密闭的空间。孩子们就像一头头横冲直撞的小猛兽，他们向往山水之间，渴望奔向大自然，户外有那么多好玩的项目，溯溪、野攀、爬树、山地骑行，只有体验过才会知道运动的乐趣。

所以，我决定做这样一件事，让中国的少年有更多的机会和时间接触丰富的户外运动。为此，我联合深圳登山协会、深圳的西涌、较场尾、杨梅坑等多处户外场所，还有攀岩协会、桨板协会等多个机构的优秀从业者，以及跑步、体适能、自然观察等各个领域的资深教练和领队，携手打造一所面向5-18岁青少年的体育组织：豹变少年户外运动学校。

豹变来源于成语“君子豹变”，出自《周易》“大人虎变，小人革面，君子豹变。”

古人用豹变来形容君子的成长，因为君子像豹一样，出生时其貌不扬、平凡普通，但是经过自己修养、求知、奋斗，最终像成年的豹子一样，变得矫健而美丽。也是希望通过这种美好的寓意，让孩子们在参与户外运动的过程中，从一个毛茸茸的小豹子蜕变出美丽的斑纹，成长为一个有品格的人。

是学校，就要有校训，我们借用毛泽东在一百多年前《新青年》发表的《体育之研究》那句著名的话“野蛮其体魄，文明其精神”，期望中国少年“体强壮而后学问道德之进修勇而收效远”，这也是梁启超《少年中国说》中期待的那样——少年智则国智，少年富则国富，少年强则国强。

作为一个新组织，我们的目标是对现代传统教育进行一种补充，区别于其他机构，用一系列自由独特的户外课程，让孩子们玩得开心、学得尽兴。

我们不会带着孩子瞎玩，熬时间、混日子，而是在团队行动和游戏中教给他们实用的技能，包括对急救、跟踪、森林知识、航海技巧、露营技巧、了解农耕、自然以及其他知识的介绍。

为此，我为户外运动学校设置了两大部分：

第一部分：日常教育

包括定向技能、骑行、游泳、皮划艇、桨板、露营、溯溪、溪降、攀岩、爬树、登山、徒步、冲浪、漂流、自然夜观等丰富的户外项目，贯穿孩子一整年的户外运动。

第二部分：假期教育

我们将在寒暑假期间，推出荒岛求生、丛林探险、林海雪原穿越、呼伦贝尔草原徒步、腾格里沙漠徒步、玄奘之路戈壁徒步等多项自然奇观下的团队合作和体能挑战。

这个过程，既是体能训练，也是品格教育，我们相信，良好的品格和身体素质，将影响孩子的一生。

对于第一部分日常的教育体系，我们联合深圳登山协会、深圳登山户外协会，借鉴国际先进的青少年综合素质训练经验，在多位顾问导师的共同努力下，开展“童领少年营”项目。项目以户外教育为载体，品格教育为根本，培养孩子成为有能力、有担当的优秀青少年。

跑步让我完成自我塑造

2012年4月27日，我发了第一条跑步微博，到2020年4月27日，已经跑步整整8年了。我认为最大的收获，就是两个字：天地。

它蕴含两层意思。

第一层天地，来源于《庄子·天下》："独与天地精神往来而不敖倪于万物，不谴是非，以与世俗处。"

我刚开始跑步时，并没有什么意志力，也不懂得放空，更不知道孤独还可以用来享受，我只是为了减肥、降血压，或者说缓解一些生活中的压力。很多人也一样，跑步时多多少少是为了逃避生活，但慢慢地只要坚持下去，就变为拥抱生活、品味生活。

为什么会发生这样的转变？我认为就是做到了清心。

现代人很不容易，每天打开手机，朋友圈、各种群、视频、音频、长短文……轮番轰炸，被裹挟着意志向前，什么都想看，什么都想点，而时间，就在这一点一滴中轻易地耗散了，该做的事没有做完，列好的计划一拖再拖，积攒的焦虑多了，放眼望去，人生全是烦恼。

而跑步便是一种有效的抽离，只专注于当下的一呼一吸，大脑像是在思考又好像什么都没想，仿佛回到天地之初的一片混沌，回到自己的本初面目。汗水在一点点渗出，精神在一点点流淌，天地万物、是非爱恨，一体视之，和光同尘，与时舒卷，我心畅然。

我想，这就是人生最为重要的修习吧，它重在修心，心中无事天地宽，才是人生好时节。

第二层天地，来源于《易经》："天行健，君子以自强不息；地势坤，君子以厚德载物。"

乾坤朗朗，君子浩然。

这一层天地，是朋友，是我生活中结交到的良师益友。

他们一般有两个特点：

一是自强不息。生活中的他们，特别的积极向上，无时无刻不在奋进向前。我还记得当时看到他们这种状态时的愕然，心里想，生活轻松一些不好吗？随意一点不好吗？为什么要每天清晨5点起，工作那么累了还要去健身房？

但不知从什么时候起，我竟然逐渐融入其中，成为他们中的一员。而真正让我感到惊喜的不是我做到了，而是当我做到了，发现具有节奏的生活美妙得像首诗。它让我相信，与谁为伍，就会成为什么样的人。

这些年来，我见证了他们的成长和成功，好运频频光顾，那是因为他们早有准备。

二是厚德载物。他们的内心很强大，生活中很少见到他们去计较什么，他们总是会用同理心去理解这个世界所释放的一切恶意。

《资治通鉴》里说：德才兼备，称之为“圣人”；无德无才，是“愚人”；德胜于才，为“君子”；才胜过德，是“小人”。挑选朋友的标准也是如此，人无完人，圣人难遇，最理想的就是君子，因为君子持有才干，会把它用到善事上。

所以，跑步八年，我所收获的：内聚精神，外有朋友。这就是我的天地。

同时，这八年也属于我跟肥肉之间的抗战、跟不良生活习惯的抗战、跟堕落的生活方式抗战。八年战役，虽然偶有拉锯，但胜利还是属于我。

这期间，我写了许多关于减肥心得、跑步感悟、时间管理、个人成长方面的文章。更值得一提的是，如果说跑步是我的贵人，那央视编导李丹就是我跑步事业的贵人。2014年，我在微博上发表的一篇文章被她看到，促成了后来CCTV10《讲述》栏目的访谈。

后来我才知道，我发起的线上跑步养成计划“百人百天”的许多参与者，就是看了那期节目才找上门来，加入我的社群。

这八年，因为跑步，我结识了许多亦师亦友的同行者。自媒体联盟的青龙老贼，是我做自媒体的启蒙导师，带着我去不同的城市演讲、交流；金史密斯跑步机的老井，赞助过我十几台跑步机做活动；还有耐克、阿迪达斯、阿里、腾讯等一线品牌，给过我养家糊口的广告收入。在跑步中认识的众多优秀的人，其中的许多人都成为我生活中重要的朋友，这都是我一生的财富。

为了跑步，我做过许多疯狂的事，沿着地铁线从西红门跑到安河桥北；北京马拉松前一刻给两百多人发腰包；推着儿子完成全程马拉松；一个人冒着大雨穿越深圳东西涌。为了跑步，我特意把家搬到了北京奥森公园旁边，每个一百天，都举行一次盛大的毕业跑，跑完之后，就会到南园旁边的眉州东坡大喝一顿，那是真的开心。

通过跑步受益最大的还是对自我的塑造，具体表现在：

①体重轻了

跑步前，我最高体重80公斤，现在常年控制在65公斤左右，看起来甩掉的是10公斤肥肉，其实跟着肥肉一块被扔掉的还有不良的作息和饮食习惯。所以，有时候，人生状态好坏真的只是差之毫厘，多10公斤和少10公斤是完全不同的两种人生体验。

②爱上早起

跑步前，我爱睡懒觉，这也是年轻人的共同特征。开始跑步后，为了平衡家庭、事业和生活，只能慢慢把跑步时间提到早上，这样，我就可以在妻子和孩子醒来前，就跑完一个10公里，啥事也不耽误。跑步是私人运动，所以尽量不把陪伴家人的时间用来跑步，这也是我后来才悟到的。

③节制饮食

我乃凡人，做不到清心寡欲，让我吃素一百天，可以挑战，但如果剥夺我一生吃肉喝酒的爱好，目前来看仍不现实。此时节制就很重要，以前我几乎天天喝酒，现在也只在周末、节假日喝上一次，省钱是其次，对身体好才是重中之重。

④消解慢性病

跑步前我一度认为自己会猝死，地铁上流鼻血、坐到下午腰酸背痛、晚上翻来覆去睡不好，早上起床偏头痛，难以想象这些毛病如果伴随一生，将是多么痛苦。好在我及早通过跑步对其干预，一切毛病都不见了。最好的医生是空气、阳光和运动，这话得去实践才体会深刻。

⑤思维更活跃

跑步时身体释放的内啡肽绝对是大脑的催化剂，有一本书《运动改造大脑》说的也正是这个道理。不运动时，大脑就像处于休眠状态，对什么都提不起兴致，只有运动起来，大脑才会被激活。村上春树的小说构思是在跑步中完成的，许多人的伟大想法也都是在跑步中获取的灵感。运动者和不运动者的大脑有天壤之别，试试你就知道。

⑥内心更强大

中年人的崩溃是从焦虑开始的，每个人接受焦虑的程度不同，处理焦虑的能力也不同，但多数人在面对压力时，选择了逃避甚至坐以待毙。这时候，妥协还是主动迎击，需要的是内心的力量。跑步之所以可以强大内心，是因为它无数次在我不想跑的时候告诉我，起床、穿上跑鞋、出门，跑起来。心脏也是一块肌肉，不断地强化它才更有力量。

⑦更具有挑战意识

一件事做顺了，坚持得久了，自然会影响到生活中的其他方面。通过跑步建立起来的自信心，又让我敢于进行健身、写作、素食、做早餐等各种一百天的挑战，而且屡战屡胜．这种挑战意识如果能贯穿一生，我想，一定会给我带来更多更精彩的人生体验，无比期待明天。

⑧强壮意志力

跑步说是创业的支柱不为过，耐克创始人在创业最困难的时期说，每天跑步 10 公里，是活下去的唯一理由。跑得越久，忍耐力越强。跑步如生活，它在你最不堪的时候提示你，坚持多跑一步，就有多一步的收获，从跑步中得来的意志力，可以反哺生活的方方面面。

这只是身心方面的改变，其实还有更重要的，就是从万事万物中寻找世界运行规律的能力。这方面，我有两点感悟。

①永远比别人努力一些

跑步久了，总是会固化一些思维。比如，每天出门就跑一个 10 千米。长年坚持的人确实已经比大多数人优秀了很多，但最终不过是中上游水平。

我有个朋友，北大高才生，跑步、工作都很出色。有一次和她一起跑步，到了 10 千米时，我下意识地准备停表结束。她拦住我说，继续再跑一圈，怎么也得跑个 13 千米。后来得知，她几乎每次都是 10 千米以上，因为既然 10 千米是大多数人的选择，她就要再努力一点点，做到上游。

这一点给我的启发是，生活中大多数人之所以是普通人，是因为大多数人拥有的只是完成思维，而不是超越思维。如果想让自己变得更好，就不能满足于及格或者满分，而是比别人努力更多。反观我自己的生活，是不是达到了水平线就驻步不前，是不是高出平均值就沾沾自喜了呢？

②要有信仰

“跑步者说”公众号的口号一直是：让跑步成为信仰。这里的信仰不指向任何宗教，它意在告诉人们，当你做一件事，就要努力去爱，爱到骨子里，那样才能久长。我身边许多跑步的人，多的是三天打鱼两天晒网，半途而废者数不胜数。为什么？因为他们把跑步功利化了，任何事情，如果只带着索取的态度，所得不会太多，如果当成信仰去付出，哪怕无心索取，所得也会超出预期。

信仰的力量既包括自我和世界的认知，也包括内心所不曾触碰的软肋，它就像未雨绸缪的盔甲，在战斗的时候所向披靡，在软弱的时候可以保护自己。

跑步就是这样一种信仰，如果你还没有信仰，那就把跑步当成信仰吧。这样，你一生都走在朝圣的路上。

以上，就是跑步让我得到的东西，那失去的是什么？钱！

跑鞋、跑表、跑步比赛的报名费、车旅费……八年下来，估计可以买一辆中档汽车，但与之得到的相比，这点钱算得了什么呢?

人生总有得失，得之我幸，失之我命。跑步八年只是一小步，未来还有更多珍贵的东西值得我去发现、拥有。

感谢跑步路上有你相伴，愿我们穿越一个又一个年头，一起跑到 80 岁。

跑步让我找回内心平静

2015年的下半年，我已经跑步三年多，这期间我大约影响了上千个陌生人爱上跑步，这值得我骄傲，但有件事一直让我耿耿于怀。

从生完孩子以后，我妻子就好像被孕期猛增的脂肪捆住了手脚，拒所有运动于千里之外。我一次次尝试着把她从暗淡无光的枯井中拉上来，可是每一次用力，都会勾起她脆弱而又沉重的心事。有天晚上，我花了一刻钟的时间试图说服她跟我一起出去跑步，结果失败了。

“自甘堕落去吧。”我愤怒地在心里嘀咕了一句，却小心地关上门，假装无所谓地跑了出去。

如果说结婚像一堵墙阻拦了我那暴躁脾气的肆虐蔓延，那么跑步就是一桶冰水直接浇灭了残存的火苗。在死灰复燃的每一次冲突爆发之前，我都会出门跑一跑，村上春树说得没错："当受到某人无故的谴责时，或以为理所当然会被接受却不被接受时，我会比平常多跑长一点的距离。"随着跑步距离的不断增加，胸腔的怒火在粗重的喘息中化作汗水，一滴一滴地甩离体外，整个人就像一台气势磅礴的蒸汽机车，以无比的力度撕裂了老旧的皮囊，随之蹦出一个新的自我。

这一次也不例外。当利刃一样的脚尖触碰到那个熟悉的跑道上时，前一秒钟还紧绷的神经顿时就变得舒缓，僵硬的肩膀开始放松地摆动，杂乱无章的呼吸开始趋向平缓，刚才还软弱无力的心脏在这一刻却似乎跳出了声响，一下，又一下。不需要多久，鼻尖就渗出了细汗，大脑也完全放空，那些愉悦的往事像高山的云朵一样流淌在你眼前，触手可及。

我想到那天第一次穿上跑鞋开始跑步的情景，只是简单的几次拉扯，牛腱一样的小腿就像注进了醋水，酸胀难忍，如果用手指轻轻地戳一下，一定会像用针尖刺破装满水的气球一样，"嘭"的一下，发出沉闷的爆炸声。我就那样无奈地在街头反复地抓握肌肉，疼痛一阵一阵地掠过心尖，但我知道自己一定不能放弃。最近几年，身边发生的太多变故让我意识到之前放任的生活是多么不负责任，那些浑浑噩噩的生活也让我明白，怠慢了自己，就是辜负了人生。

其实，这也不算什么人生觉悟，只是在日复一日的奔跑中，我理解了一样曾经非常排斥、惧怕和羞于启齿的事物，那就是“孤独”。不同的基因排序造就了一个生性内向的我，但处在一个经济快速发展，竞争异常激烈的大环境中，社会又不允许你沉默、木讷，舆论时时敲打着你要有血性、张扬。仿佛一夜之间，羞涩腼腆的国人都变得外向而又个性。

很遗憾，我慧根浅，演技差，耗费了漫长的时光，才终于从那个谈恋爱只敢鸿雁传书的阶段转变为敢于面对面地说上一句话了。往后的事就愈发变本加厉、不可控制，我竞选班干部、参加辩论大赛，还在学校的迎新晚会演了一个三句半……许多年后，当我翻开老相片，看到舞台上那高高昂起的头颅时，不自觉地都替自己喊累：看你把自己逼成了啥样，刚刚毕业就开始高血压。

舞台上的演员可以经常调换角色，生活中的个体却并没有那么幸运，一旦在朋友、同事眼中定了性，咬着后槽牙都得把假戏给真做了。直到有一天，听到大冰的一席演讲，才一语惊醒梦中人。他说，在人际交往的过程中，为什么会觉得累？那是因为，每个人总是或多或少地想展现一些自己并不具备的素质。

真的是很累啊！特别是工作以后，每一次团队建设都让我感到局促不安，每一次开会讨论我都如坐针毡，特别是每次的头脑风暴，几乎都会让我精疲力尽。压力大了总要找一个排解的方法，我可不想哪一天突然就猝死在办公桌上。

说来也真是神奇，任凭你有多么烦躁不安和心事重重，一旦开始跑步，世界就突然变得平静起来。你会惊喜地发现，原本散落在宇宙星空的点滴往事，像是受到了神秘黑洞的引力吸附，一件件地纷至沓来。平时没有时间梳理的断想，都可以在这时候用心琢磨，细细品味，哪件事的做法欠妥，哪句话说得口无遮拦，哪段趣闻忍俊不禁，哪个想法拍案叫绝……随着时间的延伸，你与自己内心的交流越来越多，它好像敞开了心扉，你也好像变得健谈，话匣子一打开，往往说的都是美事。

这当然不是偶然，据研究发现，当人奔跑到一定的时间后，大脑内就会分泌出“多巴胺”，它可以让人开心和兴奋，提振一个人的情绪。除此之外，人脑还有一种天然的开关机制，在疼痛不断刺激身体的时候，它会促使大脑回忆一些令人高兴的事儿，以此来抵消疼痛。一旦这种抵消的过程成为习惯，生活中再出现任何的痛苦都会被瞬间拍马赶到的积极情绪所围拢，一点一点地吞噬掉。村上春树的那句“痛苦不可避免，而磨难可以选择”，说的就是一种迎头直上，积极乐观的人生态度。

除了这些，跑步还能提高你的工作效率，我的许多活动策划和创意文案，都是在跑步的过程中颠簸出了灵感，继而打好腹稿，回来后一气呵成；还有的时候，是毫不相干的两个念头同时出现，当不同领域的两个事物发生碰撞时，往往闪耀出更为斑斓的色彩；更多的时候，是头脑的真正放空，进入一种佛家所讲的“冥想”的状态，诸事诸人与我无关，只需要专注地聆听自己的呼吸就会异常满足，这大抵就是庄子“独与天地精神往来”的哲学意境吧。

后来我发现，许多跑者都有相似的体验，大多数人把它称之为“享受孤独”，这也正契合了蒋勋先生在《孤独六讲》里谈的那样。我们不要想着如何消除孤独，而是如何给予孤独、尊重孤独,从而完成一个圆满的孤独。这样的生命在任何时候，任何场景，走出去都不会太慌张。

我也确实领略到了它的威力，当我遵循着内心的指引，辞去工作开始创业后，越来越强烈地感受到它的魅力所在。当一个人清醒地认识了自己，找到了自己，便会产生无穷大的信心和力量，每一次决定都不再瞻前顾后，每一次出发都会风生水起。

于是现在，我想到了许多曾经和我一样的人，在机会越来越难以把握的当下，是不是变得犹豫不决，越来越不敢轻易做决定；信息大爆炸的今天，当所有的碎片化时间被抢滩掠夺，是不是没有勇气和自己独处。就算只有一个人在家，也要把电视，电脑、手机音乐全打开，似乎只有嘈杂的声音才能塞满心中的寂寥。

事情没有那么复杂。选择每天重复一件事，就是在锤炼自己做与不做的决定能力，做的决定越多，越会发现事物的核心因素，其实就是一个参与的价值，它会帮你建立积极的心理暗示，给你勇气掌控那未知的一切；还有就是逃离自己一成不变的舒适区，给自己一个痛点，从某种意义上来说，痛苦就是净化心灵的灵丹妙药，它会让我们变得自重和自律。挥汗如雨的每一次奔跑，都是对心灵静静地叩问，当脚步一步步地累积，身体和精神会逐渐变得敏锐，它可以在你迷惑的时候给予天使般的指引，带你走出困扰，并在逆境中学会宽容和慈悲。

更重要的是，当你能心平气和地对待身边的每一个人和每一件事的时候，他们自然会还给你一个温存的拥抱。休憩在花间的蝴蝶，是在等待同伴的舞蹈，当忽闪的翅膀将自己放飞，身边升腾的一定是沁人心脾的花香。

我的血压也开始趋于平稳，生活中最让人迷恋的事，当然还是跑步，每次跑完之后长长地呼出一口气，像某种神圣的仪式，让人满足又充满敬意，让我自重、自律和自由。

时常运动的身体，像初恋般美好

身体就像我们的亲人，甚至比亲人还亲，从出生到死亡，它一直陪伴我们成长。因为太熟悉了，往往会无视它、冷落它，甚至伤害它，就像我们往往对最亲的人伤害最深一样。

身体应该是最强韧的一部机器，只需要按时吃饭、睡觉，便可正常运转，如果再稍加运动，用起来更是得心应手。比起现代科技下的各种电子器件，它有更长的生命力，不怕短时间内就会老化、淘汰。也正因为如此，人们常常会高估自己身体的承受力，不停地施压，熬夜、暴饮暴食、无所节制。

现代社会发展太快，当人们被扑面而来的压力压得喘不动气时，人们更倾向于用精神的力量化解疼痛，精神越来越升华，身体却逐渐陷入地狱，这难道不是南辕北辙吗？

追求精神自由的前提，是要保证身体的健康，好的身体就像养料丰富的土壤，有了身体这片肥沃的土壤，精神之树才能郁郁葱葱；糟糕的身体就像盐碱地，再高贵的灵魂也会荒废。

身体不健康，心情就容易沮丧，疼痛便不离左右，真正落得这般田地，怎么可能花心思研究有趣的灵魂呢?

不加锻炼的身体就像老夫老妻，摸一摸手，就像左手摸右手，毫无激情可言。时常运动的身体呢，就像初恋情人，自内而外散发的温度和朝气。摸一摸，有点烫手，还有点心动。

所以，不要以为身体依附于你，就对它爱搭不理，它就像宠物一样，你越是宠爱它，它对你越是摇头摆尾。如果每天都与身体保持互动关系，你会越来越爱它，它也会越来越爱你。

肉体之美，美得令人窒息，不信，你找面镜子仔细观察一下，如果觉得美，表示你待它不薄，如果丑，那也是你的责任，不可推卸。

一旦把身体看成你的情人，你好意思说没时间运动？好意思说忘了它的存在？好意思不给它靓丽的装扮？不好意思吧，你会总想着雕琢它，带着它去感受风、感受自然、感受活力的世界。

生活中，我们也许不可能守一人而终老，但身体，却是诚诚恳恳、朝夕相处。它是你最长情的告白，最割舍不掉的爱恋。

如果有时间，多去看看世界吧，不要窝在沙发里让它陪你看那些无休无止的肥皂剧；带它去爬爬山，感受不同坡度带来的不同呼吸；带它去游泳，感受海浪亲吻肌肤的舒适；带它去跑跑山路，当肉体发生微妙的颤动，生活中那些不值一提的鸡毛蒜皮，仿佛也被一并抖落掉了。

爱身体，就是爱生命，爱它的平凡，爱它的波澜壮阔。

奔跑攻略：

—

如何做到自律

辞职后，我经历过一段混沌的时光，以为终于获得自由，可以任意挥霍时间。每天早上睡到自然醒，浑浑噩噩地到下午再睡上两三个小时，一觉醒来天色已暗，匆忙打开电脑完成文章更新，一直忙到大半夜，不但没有时间跑步，连睡觉也变得不规律了。这样糟糕的状态持续不到半个月，我就崩溃了。

自由这个东西虽好，但驾驭不好就是个灾难，它就像雷神手里的锤子，大多数人拿不动，就算拿得动也不见得能舞得呼呼生风。它也让我明白，脱离大体制的同时也要在心里建立自己的一套小体制，自律是获取真正自由的最好办法。反思之后，我学着管理自己的时间，给自己制订了一套计划，开始每天早上6点跑步，上午看书，下午出去谈事或整理文章，晚上是自由时间。

可以看出，我的自律是粗线条的，因为我一直保持悠闲的状态，不像有些高手那样把每天每个时段要做的事情安排得那么清楚。我知道，自我管理能力是慢慢培养的，揠苗助长很有可能导致前功尽弃，最后落个虎头蛇尾。

自律给我带来的改变：

①身心好了

跑步于我是自我救赎，原来压在身上的脂肪，像堵在胸口上一面沉重的墙，内心暗无天日。推开那面墙之后，身轻气顺，昏睡的细胞都在觉醒。

②不怕事了

健身讲究无氧阈值，遇事也讲究承受能力，能把一件事坚持一百天、一年，对其他事也会充满征服的冲动，知难而上，毫无畏惧。我想了十多年辞职的事，就是在自律后落地生根的。

③时间多了

欲望少了，睡得就好，起得就早，时间自然就多了，多出来的时间，可以看更多书。

④更满足了

以前天天吃肉喝酒，现在自律克制，反倒对节日里的一醉方休无比期待，有节制才更能体会满足。

高度自律是怎样一种感受我不知道，但保持适度的自律，把一件事坚持半年，就有可能改变人生的轨迹。我就是活生生的例子，小时候想去少林寺，上学后学计算机专业，毕业了进报社，后来又转战电视台、互联网，现在，跑步成了我的事业。过去三十年没有一件事像跑步这样带给我这么大的成就感，而且又那么富有魅力。两年的自律就有这样美妙的感觉，那长期的自律一定会有一个更美好的感受。

我总结了自律的几个阶段：

①自律的前期是兴奋的

每个人都有好奇心，年轻人都喜欢尝试新鲜事物，而且每件事在刚开始做的时候都充满干劲，正所谓“三分钟热血”。所以，一件事，特别是一件在社会上普遍具有热度的事，刚开始都能吸引一大批狂热的追随者，但随着时间的推移，人们往往难以保持长期的热爱。跑步也一样，完成第一次跑步任务后，感觉累的同时会伴随着令人欣喜的成就感，这种成就感会让人坚持完成开始的三五天，然而时间一长，成就感抵不上疲劳感出现的频率，人就容易泄气。

②自律的中期是痛苦的

生来喜欢享乐是人之常情，谁都知道周末吃个火锅，喝个小酒，窝在沙发上看电影比啥都舒服。为什么要起床跑步啊？

那么累，满身汗，有那时间，多睡会儿觉多美啊！于是，当一件事坚持了几天，占用了你以前吃喝睡觉享受的时间之后，你就开始进入痛苦期。长此以往，自然而然就会想到跑步过程的痛苦，殊不知，这就是陷入了“最后一公里”困局，要忍受心理和生理双重折磨，一般人都会乖乖地缴械投降。就拿糖尿病来说，它虽然是慢性疾病，但现代医学已经把它转变为可控的，只要定期口服药物或注射用药，就能预防伤害。但为什么每年还是会有许多人因为它而昏迷、失明、截肢，甚至死亡呢？原因就是人们往往不能坚持按时用药，从而影响了药效。在最不起眼的细节上摔了跤，在“最后一公里”的地方没有坚持住，就永远无法突破瓶颈，享受到一公里之后的快乐。

③自律的后期是享受的

还是那个卫星的例子，当自律改变了自己，就会吸引别人的关注，一两个人关注可能不会觉得怎样，成百上千人的关注会给你带来极大的自信和满足。说到底，人还是群居动物，藏在阳光下的只是很少一部分。但就算最不喜欢交际的人，也希望得到大家的赞赏和关注。当然，自律的最终目标不只是为了得到别人的肯定，但如果你通过自律有效地督促了自己，学会在生活中积极汲取知识，努力锻炼，你的一举一动，一颦一笑自然就会让亲友感受到。跑步为什么会给人带来无穷的正能量，正因为它是“见效”最快的自律方式，只需要跑三五个月，就会有收获。

如何做到自律？

许多人以为自律就是把自己所有的时间都排满，不浪费一分一秒，其实不然，给大家分享《稀缺》里的一个观点：生活中不能没有“余闲”。在经济上没有“余闲”的是穷人，在时间上没有“余闲”的是整天忙碌却没有收效的人。

简单来说，就是如果每天计划表安排得很满，没有一点空余的时间，只专注当下的工作，就容易被突发事件打乱节奏。人的精力和上网带宽一样是有限度的，如果总是拆西墙补东墙，自律很快就会成为压力，转变为自我束缚，逐渐陷入忙乱。

这就很清晰地道明了为什么许多人无法很好地自律，因为一开始就把时间安排得太满。所以，如果你也想学着有效地自律，先从一件事做起，不要贪多。比如说跑步，一百天就做跑步一件事，也不要硬逼着必须每天都跑，那样既不理智，也容易受伤。刚开始一周跑三次就行，坚持下来对自信心的建立会有很大帮助，一旦在一个时间段里完成了一件之前认为不可能完成的任务，就你会慢慢喜欢上自律的感觉。

第五章

不断突破，跑出舒适圈

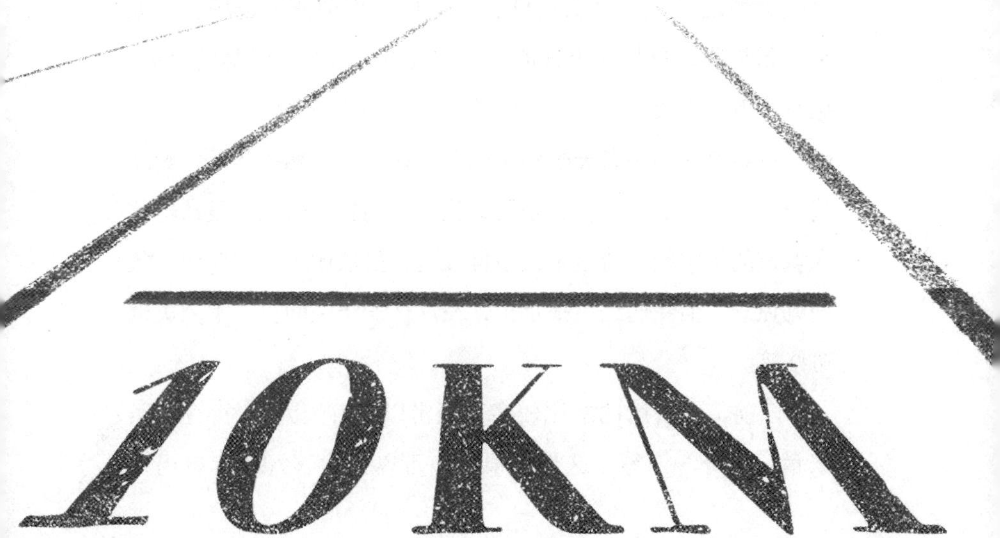

开启一名长期主义者的修炼之路

人上了年纪，都会有或多或少的烦恼，说不清是为什么，就是突然之间，不喜欢扎堆、不合群、不钟情于赶场子。如果感到烦躁，总想找个远离人烟的地方，过几天恬静的日子，更有甚者，想投奔深山古寺，给自己来个闭关修炼。

不知道是不是老天格外关照我，在将近不惑的年龄，给了我一份自由职业的差事，划拨给我大量的独处时光。虽然也住在城市的楼宇间，游走于人情世故里，虽然比不上真正闭关的绝世独立，但我已经很知足了，在这样一个空间里，不闭关也可修炼。

以前，我折腾的事比较多，经常以一百天为单位，戒酒、素食、健身，等等。这当然很好，可以任由喜好决定自己在某个特定阶段的行为，养成习惯，获得收益，可谓自由随性、放荡不羁，在这种持续的尝试中不断地体验不同的快感。

但现在，我的欲望没有那么多了，在尝试过许许多多的事情后，我发现有些事情如果只是浅尝辄止，永远无法挖掘到更深层次的需求。就像素食，看起来我坚持了一百天，但一百天之后，我又重新开始吃肉……

有人可能会安慰我，一百天可以坚持下来也不错啊，最起码是人生的一种特殊体验。确实，如果站在体验的角度，人的一辈子，真的可以做上千千万万件事，但结果呢？犹如过眼云烟，转瞬即逝。

我现在非常佩服这一类人，他们认定一件事之后，会做上一个月、一年、十年，不论是爱好还是工作，都秉持着长期主义的信念，然后随着岁月的静静流转，从时间的累加中获取丰厚的回报。

高瓴创始人张磊在《价值》里提到一点，真正的投资，有且只有一条标准，那就是是否在创造真正的价值，这个价值是否有益于社会的整体繁荣。

不仅是投资，个人成长也是如此。每个人都可以成为自己的价值投资人，时间、追求和信念，在广义的体系下思考独到的自我选项，选择那些可以产生长期价值的事，潜心修行。

这么多年来，只有一件事，我坚持得还算有模有样，那就是跑步，而且我坚信，如果没有特殊原因，跑步会陪伴我的后半生。按照张磊的观点，如果把我看成是一个社会，那跑步就是在创造健康的价值，它有益于我整个身心的繁荣。

但还不够，因为在跑步创造价值的同时，我还有一些坏习惯在侵蚀价值，比如无节制地喝酒吃肉。按照长期主义的价值观来看，这样下去，不论再过多少年，我依然像是在原地踏步，而且是踏进了坑里。

所以，在经历了多年的三天打鱼两天晒网之后，我决定还是沉下心来扎实做点长久的事，眼下最让我期待的两件事就是“ADF 隔日禁食”和“囚徒健身”。

这正好适合当下的状态，隔日禁食在控制饮食的同时又能节省出大量的用餐时间，有利于投身于更多的工作；囚徒健身的六艺十式在家里就可以完成，锻炼身体的同时又节省了去健身房的时间，一举多得。

有氧运动、无氧运动、饮食，基本构成了健康的铁三角，值得一生拥有。

和内心羸弱的自己较劲

跑步跑到第三年的时候，我终于有了不一样感觉，骨子里渐渐生起一种类似于挑战的欲念。不再钟情于小跑怡情的 5 千米，对每天早上 10 千米的距离也嗤之以鼻，偶尔会去被跑友称之为跑步圣地的北京奥森公园跑一个 15 千米，甚至是半程马拉松，奥森分南园和北园两部分，各有 5 千米，如果想跑 21 千米，就得整整跑上两大圈。

回想这篇文章的时候，我的脑海中不断回忆一些细节，是什么让我突然有一天抛弃了坚持了一年的 5 千米，转而开始更长距离的挑战呢？

想来想去，好像是受了日本作家兼马拉松跑者村上春树的影响，在他的《当我谈跑步时，我谈些什么》那本书里，总会提到每天都要跑上一个10千米，似乎10千米是一个还称得上严肃认真的跑者的标准距离，如果不能轻轻松松地完成10千米的晨跑，就有一种“技不如人”的自卑感。

又或者，中国的跑步赛事如火如荼，经常在一些文字里看到一种叫作“跑者高潮”的东西，大概就是跑上一定的距离，身体就会分泌出一种叫作内啡肽的物质，它可以让人如坠云雾，整个人感觉轻飘飘的，舒服至极。总之描述得无比夸张，叫人向往。

也有另外一种可能，跑步久了，就像是修习一门武功，类似金庸武侠小说里的神功段位，必须不停地修炼，到了相应级别才能跻身于武林大会。跑5千米虽然也称得上一名跑步爱好者，但与我跑步自媒体的身份相比，总觉得差了点气候。

于是，在各种各样模糊元素的交错下，我开始跑出5千米的舒适圈，开始尝试第一个8千米、第一个10千米，第一个半程马松。

这一步步升级，并不是没有尽头的。当我沿着北京地铁4号线跑完36千米后，一个清晰而明确的目标闪现在眼前，那就是完成人生的第一场全程马拉松。

大连马拉松报名成功后，我开始了较为刻苦的赛前训练，其实我是有机会自己一个人尝试跑完42千米的，但我不想把第一个全程马拉松的距离浪费在没有名分的个人挑战上。

这就像参加奥运会的运动员一样吧，一旦上了正式赛场，受到环境和对手的刺激，总是可以激发潜能，创造出平日训练时拼了命也达不到的更好的成绩，我可能就是抱着这样的心态，静静地等待着比赛日子的到来的。

下面是我记录了第一次参加马拉松比赛后的真实感受。

这次大连马拉松，说起来颇有乐趣。从开始报名到最后起跑，一件又一件不可预见的事情频繁穿插，就像在你生命列车中上上下下的旅客一样，来了又往，匆匆忙忙。总之，我们从最初计划十几个人的队伍，到最后成行的只剩下六个人，这其中还有一位在马拉松比赛结束后才赶到大连，只为了看一眼大海。

在马拉松的前一天晚上，我们打着宁肯累死也不能饿死的旗号毫无节操地吃了一顿烤肉，然后每一个人都假惺惺地埋怨自己不加节制，纷纷让我这个补充碳水化合物最多的胖子作为代表，完成此次的马拉松之旅。

比赛的当天早上，我们艰难地唤醒了疲惫的肠胃，终于在枪响的前 10 分钟赶到了起跑点，好在有惊无险，总算顺利起跑了。

在踏上芯片感应区后，我就开始寻找那种被无数跑者描述了千万次的奇妙体验，但没有那么简单，身边不时蹿出几位横冲直撞的少年，就像在马路上随意变道的汽车一样，让你不停地控制着离合，必要的时候还得来个急刹车。

虽然在跑之前我也听无数人说过要按照自己的配速，不急不躁，但真正跑起来时，你却不自觉地被周围的环境影响，当自己被身边的一人群超过，我不得不怀疑自己的速度是不是太慢，能力是不是太弱，当我听到身后一阵阵粗重的呼吸压过来时，你不得不本能地加快速度，生怕被一个水平极差的选手超过。

有好多次我都在想，这么一群人呼哧带喘地跑，你碰我一下，我超你一下，哪有什么时间思考人生，那些通过跑步想明白许多事的人真是大神！

跑道上的第一次变化出现在30分钟，在5千米分流处。一部分人改道回程，刚刚还人满为患的三车道，瞬间剩下了两个车道，身边也没有了粗重的呼吸，每一个人都在默默地奔跑，你能听到的只是跑鞋踩踏地面的砰砰声，就和心脏跳动的声音一样，会带给你一种莫名的兴奋。

我还是没有很好地控制好节奏，在听到一大群女子的加油声时，我会加快速度；看到穿着性感、露着小麦肤色的美女超越我的时候，我会加快速度；看到头发花白，年过半百的老人超越我的时候，我会加速；在下坡的时候，我加速，在顺风的时候，我继续加速。我觉得我的状态好极了，全马有那么难吗？

让我心理有所波动的第二次高潮出现在半程折返处。那时候已经跑了59分钟，一位工作人员挥动着手里的旗帜，扯破了嗓子似的大喊：半程右边，全程左边！半程右边，全程左边……

那时候我突然心里一软，陪你跑了10千米的人，此刻就像战友一样要奔赴自己的赛场，虽然他们并没有和你有过一句话、一个眼神的交流，但他们陪你跑了这么远，生活中相遇的许多朋友，不都是这样，在人生的某个阶段，陪你走过一段，然后再各赴前程，每一个并肩作战的日子都值得珍惜怀念。

这时候的赛道上已经只剩下一个车道的人，没有了拥挤，没有了追赶，每个人都按照自己的节奏不慌不忙，我前方100米处的那个跑友，始终在我前方100米，身前和身后的人多数时候就像站在传送带上，不变的跑姿，不变的距离，不变的心境，变化的只是沿途的风景，我甚至会想，我把“跑步者说”的标志印在身后，我不超人，人不超我，那岂不是只有身后的几个人会看到？

在18千米的时候，我依然精力充沛，而且意外碰到了央视主持人于嘉，此刻，他正给第一次参加全马的队友加油打气，洪亮的声音隔着200米都能听清，我上前打了声招呼，然后一个加速蹿到他前面，把“让跑步成为信仰”几个字明晃晃地亮在他的眼前。

我觉得我的前半程就是玩，我感觉自己的实力不弱，我甚至认为那些说全马多么难的人，简直都弱爆了！

只是，没过多久，我就被一个场面震撼到了，它及时把我从那种吊儿郎当的心态中拉了回来，那是在全程折返点，右边的观众发出震耳欲聋的加油声，左边一名参赛选手却因为抽筋躺在地上，张着嘴巴仰望天空发出无声的呐喊，一动和一静，喧哗和无声，让我的心头一紧，眼眶发热。那一瞬间，我突然有一种悲壮感，因为有的人倒下了；我同时又有一种使命感，因为有的人还在前行。

跑过了21千米之后，于嘉跟自己的队员说，大家加油，这才刚刚开始！我的心里有些不屑，认为是小题大做。我不知道，一场恶战悄然来临。

24千米之后，开始感到疲劳，内心开始升起一种惧怕，但信心还在，至少之前最远跑过36公里，但那是靠功能饮料和巧克力撑下来的，今天只靠水和意志，能行吗？

30千米，开始频繁步行，我和一位五十多岁的老太太进入了拉锯战，一会儿她超过我，再一会儿我超过她，我看着她胳膊上晃动的松弛的肌肉心有不甘，我还想再拼一把。

32千米，被大批人赶超，身前和身后的人都换成了陌生的面孔，我觉得我正被大部队抛弃，我想最起码我应该超过自己的纪录，此时我听到于嘉对自己的队员大喊，睁开眼睛，不要闭眼，前面的三个字能看清吗？自己叫什么名字知道吗？他每问一个问题，我都紧张地配合着默默地回答一遍，生怕自己挂掉。

35千米，我开始迫切地想看到里程碑和水站，每一次看到水站，我都会远远地停下脚步，给自己找个理由开始步行，然后再在水站磨蹭、休息，但好在马上就要超过自己的纪录，我不能就此放弃。

38 千米，内心几近崩溃，心脏突突地跳动着，之前的参考点都已经远去，我已经无心追随，只会在看到救护车的时候，对自己说，如果要晕倒，最好就在现在……

直到这时，我才领略到马拉松的威力和魅力所在，它会让你得意，也会让你失意，它让你暴露自己的莽撞，也会享受鼎盛时的荣光，更会让你感受到力不从心的无奈。在体力和精力都在滑坡的状态下，你最需要的，就是忘掉之前的光荣和回忆，放眼前方，一步一步地向最终的目标迈进。

不能把自己太当回事，事实上，准备粘在胸前的创可贴、赛前补充能量的葡萄糖，甚至应急时的速效救心丸，统统都没有用上。

也别把自己想得多强大，不止一次，我觉得我再也跑不起来了，但当看到漫漫的长路和超越我的人群时，还是咬着牙决定试着再挪动一下脚步，这是来自外界的刺激；有时候，会有人从后方跟上来，然后跟你并肩前行，不超过，也不落下，那种节奏会让你充分享受比赛，你会感受到来自彼此双方内心的鼓舞，这种力量是从自己的内心无法找寻到的。

成功的路上并不拥挤，而且看起来越难的路，越会碰到许多志同道合的朋友，越有着纯净的心理契合，因为相逢的人会再次相逢。

有人问我，跑马拉松的意义是什么？我想对于别人，是自我的超越，对于自己，是一个胖子的救赎。这种胖，不仅是外表上的赘肉，也代表内心里的负担，我愿意用我一路走来的磕磕绊绊，去触动更多刚刚出发的“胖子们”。就像作家和菜头说的那样，在这条泥泞的小路上，如果有一头胖子和他们同样不断地摔倒、抱怨、发火，但是每次都能领先一点点，他们则会有信心跟上去，觉得自己也行。

42.195 千米，4 小时 51 分钟，比我预想的慢了 20 分钟，但是我并没有感到失落，而是感到无尽的兴奋。

这就我第一次马拉松的体验，记得我在排队领奖牌时，因为过度劳累，我一度发生了两次轻微的晕眩，感觉自己马上就要摔倒在地上，那样的话可就太丢人了。你看，当时即便累得要死，依然放不下“面子”这个奇怪的东西，强撑着，脸色发青，不言不语地排队等候。

我想我是和自己内心那个羸弱的自己较劲，因为在马拉松的赛事手册上，有一条规则提示：高血压患者不宜参赛。

选择跑步这项运动，最大的目的就是控制自己的高血压，压根就没想挑战马拉松的事，但当有一天这样的念想从心中升起，就算知道自己有高血压，但就是想试试。我想我是相信自己跑步的感觉的，而且我天性不是属于那种冲动冒进型的，就像第一次参加马拉松，累了就休息，跑不动就停下来，我是万万不会把自己逼到濒死的边缘。

眩晕的感觉只发生了那一次，在以后许许多多次全马比赛之后，我都变得更加自由自在。虽然在35公里之后仍然会感到痛苦，但显然，我开始学会享受那种痛苦带来的真实活着的感觉。

写在39岁边上：一次小转折

这几年，每次过生日都会给自己写一篇文章，记忆越来越差了，只能借助笔端记录过往那些值得高兴和不值得伤心的事。

39岁这年尤其如此，过去的一段时间，我接连遇到生活中一些棘手的问题，让人心神不宁、焦虑不安、夜不能寐，这些事情的伤害指数应该达到了过往三十多年的峰值。

当我们试着与朋友讲起这些事时，大部分朋友表示惊讶，说明这些困难确实少见；只有极个别的朋友会轻叹一口气说，你这事算什么，给你讲讲我的故事……接下来，换作我自己大跌眼镜了。

我发现，越是在生活中有所成就的人，遇到的事越曲折迂回，解决方案更复杂烧脑，折磨程度最焦心断肠。每个人都会遇到自己能力边界之外的苦难，仅靠自己是不行的，需要朋友，甚至是生命中的贵人。

不瞒你说，39 年来，如果说有什么让我格外珍视的东西，那就是电脑里一份长长的感恩名单。生命中总会出现那样一个重要的时刻，某年某月的某一天，一个平凡、普通却有着独特能量的人，用温良的言行，分担了你的痛楚，让你得以安然渡过难关，晦暗的星空从此变得璀璨滚烫。

我觉得，苦难的作用，就是向内求己，放下那个原本孱弱、不堪一击的自己，填充每一寸肌肤、每一处心灵，让自己变得坚定且丰饶；苦难的作用，是向外求索，找到患难之时的真情，汇内外双重之力量，除岁月一时之苦害。

记得 31 岁那年，我刚刚跑步不久，央视《讲述》栏目采访我，记录了我跑步改变命运的北漂故事，当我的身影出现在荧屏上的那一刻，我兴奋异常，觉得过往的那些不堪都过去了。

但谁知道，随着年龄的增长，阅历的增加，苦痛非但没有减少，且有愈演愈烈之势。直到 39 岁，经历了命运的重重洗礼，我终于接受了一个事实，那就是：人生的苦难就像雪球，只会越滚越大，除非你停止运动、停止成长，否则它只会伴随着责任、信念、成就，同步生长。

有句话说，人生到最后一定要面对的痛苦，我们今天还没有见过呢。你的身体会变得越来越糟糕，生老病死、生离死别，你要跟你最爱的人分开，和这个日新月异的世界告别，弥留之际的恋恋不舍应该是最痛苦的一件事吧。

是啊，和生死比起来，我们生活中任何阶段遇到的痛苦，都只是擦伤而已，不必为偶尔的不幸郁郁寡欢。两千多年前，塞涅卡就曾经说过，我们何必为人生的某个片段而哭泣，我们整个生命，都催人泪下。是啊，我们一边在痛苦中治愈着过往，一边在痛苦中成长着。

在 39 岁的这一年，仿照苏轼当年谪居黄州东坡种田而取名苏东坡，我也给自己起了一个名号：阳台居士。我太喜欢在一方闹市拥有自己的方寸之地，我经常在心里吟诵陶渊明的诗句。“结庐在人境，而无车马喧。问君何能尔？心远地自偏。”我觉得现代人的生活绷得有点紧，不妨给自己一个独处空间，不必抛家舍业，不必入山隐居。因为，真正的平静，不是远离喧嚣，而是在心里修篱种菊。

这一年，虽然磕磕绊绊，但有一件事是坚持下来了，那就是跑步。我时常在一个人奔跑的途中，偶遇灵感、坚忍、激情、精神和信念，它是我得以喘息的一方天地，虽然每天只有 1 个小时，却可以抵消其余 23 个小时的一切疲惫与困惑。

39 岁，兜兜转转，困苦去了，也迎来了光亮。不知道是不是否极泰来，一件苦难的尾巴接上了一件意外的幸运，我坚持更新了两年的抖音账号突然火了起来，如今已经有近一百万粉丝的关注。记得曾经看过一段话，人的一生里有两次转折的机会，一次是在中年，在重重的重压之下一扫颓丧，盛放出百倍灿烂于青春的花朵；另一次是在暮年，再次迸发出耀眼的光亮驱散死亡的寒冷。

在 39 岁的边上，在将近 40 岁的前夕，我想，我应该迎来了其中之一。虽然我仍然如履薄冰，但我不会战战兢兢，毕竟，我懂得了苦难来临的规律。

抖音里一位粉丝留言说：喜欢文学和音乐的我，曾经最大的追求就是你现在这样的状态，读很多的书，做个自由撰稿人，唱歌、旅游，像风一样自由，心怀梦想却脚踏实地。

我才刚刚启程呢，我知道——必将到达。

抖音粉丝突破一百万的启示

在过去的几年时间，我一直在持续做几件事，比如跑步、读书、写作、录视频。仔细观察就会发现，上面这些事都属于私人事务，占用的也是私人时间，它不太容易，因为没有约束，全凭自己的爱好和感觉；而它又很容易，因为读书、跑步并没有门槛，只要想做，都可以做到。

容易的事为什么做的人不多，这里面有一个心理因素，许多人总想做那些困难而艰巨的大事，做成了有巨大的成就感，做不成也不会感到羞愧，毕竟那是困难的事，在内心里首先就放过自己了。但做小事不一样，做成了不会觉得自己厉害，做不成反倒更容易打击自己。

但是，许多大事都是由无数个微小的行动促成的，就拿减肥这件事来说，它必须经过日积月累的运动和每餐的控制，才能在半年、一年后看见显著的结果。

有句话说，做三四月的事，七八月自有结果，就像农民种庄稼，“春种一粒粟，秋收万颗子”。这事情的关键是播种和收获之间必须是持续性的，不能说撒下种子后不浇水也不锄草，那田地多半是要荒废了。

之所以说这些，是因为在2021年的5月末，发生了一件奇妙的事——我迎来了好运气。

在一年前，我就一直在录制跑步视频，主要目的是传播正能量，希望带动更多人加入跑步运动中来。但录了一年，没什么效果，每条视频的浏览量也不高，基本处于自嗨状态。

但就在2021年5月，我录的一条视频在抖音突然有许多人点赞、留言，粉丝关注人数也开始快速增加。我看到了希望，于是更加卖力地录视频，结果短短一周时间，我的抖音粉丝数量从六万突破到十万，而且以平均每天新增一万个粉丝的速度增长着。

让人感到兴奋的是，从上万条留言来看，大家都非常喜欢我的视频录制风格，喜欢我的故事、声音、笑容。这对我来说，是莫大的鼓舞。

关注我的人多了，就会发生许多奇妙的事。比如，有一天我在福山卖樱桃，晚上在一个村庄跑步时，竟然有一个关注我的抖音粉丝认出了我，给我发私信：刚才在我们村看到你了……

这一切来得那么快，以至于让我感觉不真实。

农民从来不会因为看不到果实而把树苗拔掉，因为他们知道春去秋来，终有硕果。农耕世界的自然规律也在告诉我们一个最朴素的道理，一份劳作一份希望。

我在30岁之前，多半时间都在做播种的事。这撒一点，那栽一棵，做完了就跑到别的地方了，结果最后一事无成；30岁之后，才慢慢开始专注于一两件事，日拱一卒，静待花开。

抖音账号的粉丝数量不久就突破了五十万。那天我很兴奋，在深圳湾跑完步，在毛毛细雨中，录了一个视频表示感谢，感谢大家对一个陌生人的关注，感恩遇见。

很多人都说我火了，说我是新晋网红、情感专家，还有人说我是中国的村上春树，男版董卿之类的。听了这些，高兴是肯定的，但更多的感觉是诚惶诚恐，觉得自己德不配位。演员袁泉曾经说过一句话，我觉得很好，她说："我不觉得自己是明星，演员身上的那一点点星光，大多时候是角色带给你的。当你从角色、从荧幕上走下来时，你就是一个普通得不能再普通的人。"我认为这是真正的智者智言。

我知道，许多人喜欢我，是因为他们看我出口成章，字字珠玑。但这些，不过是做了充足的准备，我的每一个视频，基本都要提前打腹稿，或者写成文字稿，然后在提词器的辅助下，综合表情、音乐等元素而完成的一部看起来还算不错的作品。

生活中的我，不善言辞，不喜社交，甚至经常惹人生气，你们看到我的大彻大悟，都是从原来的不可救药走过来的。所以，我就是一个普通人，如果说我有那么一点点值得拿出来说的东西，可能就是每天比大多数人早起了 1 个小时，多读了一些杂书，多跑了几公里的步，仅此而已。

我给自己的评价是，虽然普通，从未放弃过努力；虽然平凡，不曾向生活妥协。记得很长一段时间，长辈们都说我说话声音小，说话慢，这些评价一度让我感到很自卑。但没想到，30 年后，网上竟然有近百万人喜欢我娓娓道来的语速和语调。

什么是优点？什么是缺点？其实没有标准答案。那些曾经被别人不屑一顾，甚至百般取笑的软肋，在未来的某一天，就有可能成为他人无法刺穿、久攻不下的盔甲。

所以，生活中，千万不要被世俗的眼光束缚了成长。我们不妨勇敢一点，勇敢表达，勇敢去爱，勇敢尝试，活出与众不同的，更加精彩的自己。

你看，我这么一个 80 公斤的胖子，都可以减到 65 公斤，我这样一个木讷寡言的人，也有那么多人喜欢，你有什么犹豫害怕的呢？你有什么不可以呢？

录完上面这段话不久，我的抖音粉丝继续一路增长，前后不过一个月时间，从 50 万涨到了 90 万，朝着一百万的方向驶去。

抖音火了，出现了人生中许多始料未及的事，它们都不在我的计划之内，可以说横空出世，给我一个措手不及。

首先是带来事业形态的变化，以前以写作为主，现在以录视频为主；以前公众号是第一宣传阵地，现在抖音完全取代了它；以前我的工作主要就是推广跑步、组织青少年户外活动，现在我要熟悉直播业务、了解各大厂商发来的产品、试用各种跑步装备、然后从众多的产品中找到自己满意的，并加以推广。

之前有一搭没一搭做的农业，因为抖音的原因也变成了其中一个重要的业务，之前做的3000瓶樱桃酒一售而空；这次只用一个星期时间卖了1000箱苹果……

眼前的一切，让我不得不想起做“跑步者说”微信公众号爆火的2014年，那是我初尝“网红”的甜头，看着后台每日两三百增长的粉丝数，我一度以为此生无忧。

有的人幸运之极，可以走红一生，但大多数人都摆脱不了花无百日红的自然规律，仅仅到了2016年，我就自称为“过气网红”了，名气收入大不如以前。

所以，当抖音让我又小小的红了一把时，内心更多的是战战兢兢的感觉。这也让我不敢有丝毫的懈怠，更加拼命地工作、写文案、发视频，以求能减缓“再次过气”的速度。

“名利”面前，我终究摆脱不了一介俗人的身份，带货、接广告，不浪费每一个赚钱的机会。虽然有些粉丝因为我这些铜臭行为明确地表示不喜欢我了，但我也不甚介意，与其每天想着怎样讨好这个世界，不如努力取悦自己。不朝三暮四，认认真真地迎接命运给我的馈赠。

抖音粉丝数量突破一百万，让我看到了背后隐藏着的巨大商机。我记得刚刚打开新世界大门时，心灵受到的巨大冲击和震颤，让我不禁想到张泉灵曾经说过的一句话，“时代抛弃你的时候，连招呼都不打一声”。

不禁感到脊背发凉，我只是侥幸搭上了这趟列车，但不可能永远在车上，总要中转，总要下车，而下一次有没有这样的好运，我不得而知。

爱运动的人都不会太差

爱运动的人，都不会太差，这不是恭维，而是一种发现。

我发现爱运动的人最大的一个优点是：分主次。

用重要紧急理论来说，我们每个人都会面对四个维度的事，重要又紧急，重要不紧急，紧急不重要，不重要不紧急。如果此时此刻就要做出选择，毫无疑问，我们都应该去做重要又紧急的事。但如果放到一年或者一生来看，第一个要选择的，应该是重要而不紧急的事。

运动，就是这样一件事。

锻炼身体这件事非常重要，但它并不是紧急的，又因为不是紧急的，所以许多人都会选择不做或者拖延。这样的后果就是，突然有一天，体检发现高血压、高血脂、高血糖了，医生说，按时吃药，多锻炼身体，再不运动你整个人就废掉了！事情到了这一步，已经发展为“重要又紧急”的事，而冰冻三尺非一日一寒，你想在短时间内把它化解，不存在的，临时抱佛脚已经抱不过来了。

简单说，如果一个人每天都在做重要又紧急的事，很大程度说明了，他在“重要不紧急”这个象限的事没做好，这些事不断地积累，无限地拖延，总有一天，控制不住了。

这是我想表达的观念上的问题，爱运动的人，都不会太差，他们时刻践行着“重要不紧急”这一件事，大概率不会在健康这件事上，遇到“重要又紧急”的情况。

爱运动的人第二个特点是，有计划。

人生需要规划，职业需要规划，新年需要规划，每一天也需要规划。一个好的规划都是从一个切实有效的计划开始的。

但凡计划总是失败的人，都有一个特点，“计划大而无章”，老虎吃天，不知道从哪下口，你说这计划如何实施？

还有的计划张口就来，不切实际，“我要当科学家”，当小孩子说出这样的话时，你也懂这只是梦想不是计划，对不？

我们再来观察那些把运动养成习惯的人，他们的目标非常明确：

我要减重 10 公斤；

我要练出马甲线；

我要跑一个全程马拉松；

精细到每一个月，我要跑 200 千米，精细到每一天，我要跑 10 千米，精细到每一次，我要在 50 分钟内跑完……

再举一个马拉松的例子，我们大家都知道，能跑完一场全程马拉松，只靠意志是不行的。工欲善其事，必先利其器，这个器就是身体素质。

有了身体素质之后，再来谈意志，而意志是靠什么支撑的，靠计划。

不管是关门时间跑完还是 3 小时跑完，都会具体到每一公里的配速标准，或者再放宽一点，你总会知道自己 10 千米跑多久，20 千米跑多久吧。在马拉松起跑点寒暄的跑友，他们之间的对话一般都是：

今天准备跑多长时间？ 4 个多小时吧！

我从来没见过这种情况：

今天准备跑多长时间？我也不知道。

只有计划也是不行的，计划也分好和孬。

我之前跑马拉松的计划就很差劲，比方说我准备 4 小时 15 分完成比赛。结果跑着跑着，发现完成不了，立马就松气了，最后磨蹭着快 5 个小时跑完。累倒真是不累，也没啥成就感了。

那好的计划应该是什么样的呢？

美国著名马拉松选手梅伯在比赛中是这样计划的：定四个目标。目标从难到易依次排列，拼出最大的努力追求第一个目标，完不成的话就争取第二个，再不行就瞄准第三个，这样下来，成绩总不会太差，更不至于放弃比赛。

这一招还挺管用的，香港马拉松我的第一目标是进四，第二目标是比大鹏马拉松 4 小时 50 秒快，第三个目标是 4 小时 5 分，第四个目标是 4 小时 9 分。总之不能把目标定得太低，主要降低要求是很没劲的。

最终我完成了第二个目标，比鹏马快了 12 秒，为了这 12 秒，最后一公里真的是拼了。

分主次，有计划。这两个微不足道的特点其实有许多人都没有去做或者没做好。如果你觉得在这两方面有欠缺，那就真正地参与到运动中来，从运动中体会改变。

每个年轻的身体里都住着古老的灵魂

2015 年，我和妻子一起报名了西双版纳的热带雨林跑，在比赛前一天晚上的赛事说明会上，策划者西唐告诉大家，第二天的雨林跑千好万好，有一点却不太好，就是要随时准备应对雨林里可能出现的野猪和毒蛇。

除了几位女生表示出极大的惊讶，现场没有预想中的躁动，可能是因为没有达到预期效果，西唐添油加醋地把话题延伸了下去。他说，如果你不幸被毒蛇咬伤，最好用手机拍下它的样子，这样我们才能对症下药，帮你解毒。人群开始骚乱，接着是七嘴八舌的讨论：哭都来不及，哪还有时间拍照！

我更没把它当回事，农村长大的孩子，毒蛇也见过不少，就算被咬到，组织者说还有扛着枪的士兵支援——

"等等，为什么还有枪？"

"因为这里紧邻边境线……"

人心被撩拨得溃了坝，最后的一点勇气被冲得稀里哗啦。

西双版纳，美得都让你不忍睡去，半睡半醒间已来到比赛的起点，看到了音乐圈玩户外多年的跑者老狼，一身专业的装扮，两种不同的气质。必须上前合个影，森林里有狼有虎，还怕啥毒蛇野猪，我心里自有一股天不怕地不怕的神勇！

越野跑就是有这样一种魔力，不管出发前多么紧张、兴奋，一旦正式踏入那片侏罗纪公园，立刻就变得安静，平和。放眼望去，到处都是两三个人才能合围一圈的大树，心里就算有一百个七上八下，在原始森林横七竖八的庞杂枝干面前，都不值一提。

跑到大约 12 千米的时候，看到两位巡视的民兵，隔着溪流，递过来一个蕉叶粑粑，我仔细打量着对方，身上并没有武器。那就放心了，手里没枪好说话，接过好吃的，就着山泉水，顿时有一种就地隐居的冲动。

然而，两分钟不到，我就改变了想法。

在我继续往山上攀爬的时候，树枝折断的声音从左后方传来，很轻，也很遥远，就像小鸟踩断了树枝。但我瞬间否定了自己的判断，因为那个声音来得如此急促，而且越来越近；糟了，难道真的遇到了野猪？两秒钟之后，我知道又猜错了，因为先前轻微的细响已经变得惊天骇地，扭头看去，成片的树冠剧烈抖动，一顿“咔嚓”乱响之后又突然沉没，像是挨了一记果断迅猛的扫堂腿；山崩了！我做出了最后的判断，脑补了接下来要发生的画面：一个巨大的石头从山顶滚下来，正以摧枯拉朽之势向我扑来……

我终于想起逃跑的事，奋力往右侧迈了一步。只是，整个人竟然倒在了地上，原来，挪出的那一条腿，已经软了。

短暂的空白，仿佛刚才的一切都是幻觉，当我从地上爬起来的时候，原始森林已经归于平静，朝山下望去，民兵正向我跑过来，我破着嗓子问他发生了什么？他说，

一棵大树——枯了的大树——倒了，声音里也带着一丝战栗。

接下来的路上，我变得草木皆兵。偶尔经过大树，就抬头看看有没有要倒的迹象，谨慎让我开始对这片森林多了一份敏感，接着发现一路上原来有那么多倒下的树干，要么横跨山谷，要么挡住了去路。与刚才那棵大树的轰轰烈烈相比，它们虽然沉默，却也透着一股凛然，让人心生畏惧。

我想到我妈经常在耳边念叨的话，她因为在电视上看到了太多天灾人祸，每当看到我们出差或旅游，总是感慨去哪儿也不如待在家里好。之前每一次我都极力反驳，讲一些不要因噎废食的大道理。只是今天，当危险近在眼前，心里不免生出一丝退却和胆怯。

赛后，我向设计路线的人讲述了丛林中的遭遇，他也显得

很吃惊。据他说，他从事这一行已经十年有余，曾带着无数游客走过那条路线，还从来没经历过大树倒下的情景。

我……是该感到害怕，还是庆幸呢？

在回宾馆的大巴上，带着父母来西双版纳的跑友兴致勃勃地讲了这样一件事。

她说，有一年她只身一人，沿着318国道自驾去西藏，一路上的震撼和感受自不必说，拍了很多冲击视觉的好照片。回去之后，她的爸爸端详着那片风景啧啧称奇，末了一脸不满地责备她，“这么好的地方，为什么不带我们一起去啊。”

她辩驳道，“那条路，险象丛生，我自己都照顾不过来，带着你们去，太危险了。”没想到老爷子毫无惧色地抛下一句，“就算死在那也值啊。”

有句话说，“一花一天堂，一树一菩提”，大意是指宇宙间的奥秘，不过在一朵寻常的花里，一棵普通的树中，万物皆由细节组成，每个个体都有各自不同的情感特征。生命的意义有时候可以是静默地守护内心的一片天地，也可以不断突破探求外在最大的未知。每一个世界都有各自的精彩，不分伯仲，没有对错。就像那些树一样，其实每一棵都有着轰轰烈烈的结果，只不过有些结果正好被我们路过而已。

隔天的下午，我和爱人出现在丽江古城西南方向的文笔海，慕名探访一个叫“喆里”的客栈，客栈的主人是一对夫妻，他们在北京漂泊过，在南宁打拼过，几年前来到丽江，觅得此处。回望来时的路，他们坦言，吃过苦也落过泪，而现在呢，他们每天劈柴喝茶，逗猫遛狗，做得一手美味的西餐，笑意盈盈地招待八方来客。

男主人是在这次跑步比赛中结识的跑友超哥，他会的可真不少，骑车、登山、跑步、攀岩、划皮划艇，真是什么好玩他就玩什么。用他的话说，“一直以来最骄傲的就是从来没有做过自己不喜欢的事。”

享受着他亲自下厨做的美味啤酒鸡时，我无意间在房间的角落里看到一本《热带雨林》的书，那里面的一句话我记忆犹新：每一个年轻的身体里都住着一位古老的灵魂，我们的使命是帮他找到最热爱的事儿，找到了就是幸运的，找不到人生便了无生趣。

我想，因热爱而出发的旅程，就算有波折，也会激动吧。

活得讲究，是灵魂不听肉体的撒娇

姜文在窦文涛的《圆桌派》里谈到彭于晏，夸赞他不是一般人，自律性非常强，他可以把灵魂和肉体分开，不管肉体有多少损伤，也不管肉体是在偷懒还是撒娇，彭于晏全不在乎，他就是可以用灵魂指挥肉体，让肉体变成理想中的样子。所以姜文要拍他全裸的镜头，这样的身体，比古希腊雕塑还漂亮，为什么不拍呢?

人人都想有一副彭于晏的身材，但想要和拥有之间，隔着的不仅是一只小猪崽的体重，还有一副腐朽的灵魂。缠绵的灵与肉，是臃肿体态的元凶。

所以当务之急是把灵肉分开，不堪的肉体没有撒娇的权利，如果执意放任自流，最终受牵连的只能是自己的灵魂。村上春树曾说过："肉体是每个人的神殿，不管里面供奉的是什么，都应该好好保持它的强韧、美丽和清洁。"这话也可以反过来看，只有强韧、美丽和清洁的肉体，才称之为神殿，否则只是陋室一间，德位不配。

灵肉分开是通往高阶人生的必备技能，不是一朝一夕可以掌握的，需要经年累月不断的训练才可以抵达，它需要行动和心态的配合，得到它，谁都可以价值连城。

①持续早起

一个人决定早起是顿悟，而决定持续早起才算得上觉醒。几乎每一个肉体在这方面都撒过娇，让我再睡一会好吗？明天再早起好不？放弃早起可以吗？不瞒你说，我刚刚开始跑步的时候，遇到的第一个槛就是早起，当我意识到经常加班只能选择早起跑步时，内心充满了无限的抗议，我甚至想，"如果一个人连懒觉都没得睡，人生还有什么乐趣可言"。实践的过程更充满了痛苦，蜕变的过程是缓慢而痛苦的，只能从一周七次赖床慢慢过渡到一周五次，一周三次……真正达到一周零次已经是两年之后了。时间虽然漫长，但绝对值得一试，因为在持续早起的过程中，每一个会对时间有了具象的了解，对生活的把握更加的从容不迫。从每周一两次早起开始，慢慢就会上瘾的。

②勤用肉体

蔡崇达在他的《皮囊》里写道，“肉体是拿来用的，不是拿来伺候的”，这句话就像鞭子那样，无情地抽打在慵懒的肉体上，但现代人已经练就了五毒不侵，皮太厚了，再有力量的话碰到躯壳，也像挠痒痒似的毫发无伤。这要引起警惕，肉体再麻木，思想也不能麻痹。你不起床是吧？用强大的精神力量支配着手指，狠狠地拧一下大腿根，小样，还治不了你了。不跑步是吧？握起拳朝着胸口猛击一锤，看看你还能懒到什么程度！但要注意的是，肉体毕竟是自家人，打一会儿就得了，凡事最终追求的是一个平和安宁。无边无际的灵魂还能让区区一米多的肉身给支配了，笑话。

③控制贪欲

酒瘾，烟瘾，食欲，肉欲，说白了，都是贪欲，多寡的控制也是灵肉博弈的过程。一个人无欲无求太过佛系也不可取，克制欲求，也是减少人生犯错的概率。世界杯来了，小酌几杯美酒助兴，这是惬意，借着由头酗酒闹事就是欠揍了。减脂期间偶尔吃顿高热量的那是给自己一个欺骗日，可以理解，天天抱着吃完垃圾食物再去运动的想法那是心里没数，说你油腻不委屈。控制贪欲就是要提前给肉体约法三章，可为可不为，要满足条件才能触发，除此之外，撒娇就是找打。

④始终自恋

如果有一天，你照镜子时爱上自己的身材了，才算合格。相反，脱了衣服对着镜子都不忍直视，自惭形秽，要么把镜子扔了，要么把体内的自己召唤起来。每个人都是爱惜自己的羽毛的，但做到自恋应该没有多少，对自己都不满意，又如何苛求别人的赞美呢？对自己多一点自恋，是对美好的全身自恋，而不是从肉嘟嘟的脸上找到一处还算满意的五官，那不是自恋，那是自欺。始终自恋，就要有始终行动的意志力，美好在任何人的身上都不应该是一颗流星，我们要永恒。

⑤霸气外露

勇敢地展示自己，好身材除了让自己满意，也要让别人看到，那是多数人苦苦不能得到的尤物。有的人不善于表现自己，普通的布衣下面藏着难得一见的人鱼线、马甲线，浪费了。许多人为什么跑步健身之路异常艰难，就是少了这一关键环节。彭于晏为什么有着一副堪比希腊雕塑的身材，那是因为他知道可以满足无数观众的需求；许晴为了向观众展示迷人的臀线，达到姜文对于美感镜头的极致追求，苦练瑜伽三个月；印度著名演员阿米尔·汗为了实现震慑的反差效果，先增肥后减肥，成就了卓越，得到世界人民的赞誉。很难想象，如果这些人只是为了给自己看，有多少把握能够成功？不妨把这种“秀”的行为看成一种鼓舞，给自己督促的同时，也给更多人一种刺激和引导，岂不一举两得。

⑥活得讲究

人人向往自由，却不是人人可以驾驭自由。“自律让我自由”这话的意思是，只有灵魂可以随时指挥肉体的时候，才算真正的自由。随时指挥的定义是，不论何时何地因为什么原因，都不找理由，不拖延，不懒散，不将就，不怜惜，不妥协，从荒芜的身体之上，开疆拓境，挣出一片繁荣。

活得讲究就是不向时间妥协，30 岁的时候是 30 岁的模样，50 岁的时候还是 30 岁的模样，讲究的生活是拾级而上，不随波逐流。当然，讲究的生活也不是一蹴而就，它需要耳根坚挺，灵魂笃定，不听肉体的撒娇。

奔跑攻略：

一

如何逃离舒适圈

我曾经同时拿五支笔写过作业，袜子脏了直接扔掉，睡觉都按天算，就算膀胱憋炸了也叫不醒的嗜睡的肉体。

你还别笑我，人哪有不懒的呢？懒得起床、懒得上班、懒得和人打交道、懒得运动……但是人懒办法多啊，能用钱解决的绝对不动脑子，能用思想说服自己的绝对不动用肉体。于是，肉体真的成了每一个人供奉的神殿，只是，与村上春树笔下的“强韧、美丽和清洁”的神殿不同，大多数人的神殿是“破败、丑陋和脏乱”，那是一座落满尘埃、年久失修的神殿。

人的可贵之处在于，只要不太封闭，每个人都有一套自清系统，像朱熹诗中的“源头活水”，注入了缺乏生机的“半亩方塘”，清澈了肉体，心灵也变得澄明。

不知你发现没有，一件事情，我们常常一开始趋之若骛，后被费尽心力的过程吓退，然后陷入要还是不要的纠结处境。要就意味着接受痛苦，不要意味着享受舒适。你嘴里说着不要了，没有它我生活一样过得精彩，心里却对最初的冲动无法割舍；你认为你一定会放弃，自己却断了后路悄然而上；你抱着大不了半途而废的态度，试探着内心那影影绰绰的底线。最终，你还是坚持下来了，当你灰头土脸、连滚带爬地冲过终点时，才发现，自己原来也不是很懒。

结论容易下，过程却难以坚持。从产生念头到付诸行动，再到铲除困难达成所愿，这是体力和精力的双重消耗，它需要一点勇气，一点乐观，还有一点信念。

制订计划容易，但实施起来却是极难，由易到难的克服过程，我主要用到以下这 4 个锦囊。

1. 保持乐观

为什么这么说，听我给你讲一个小插曲吧。

2015 年，我们一行 12 个人参加了益行家张掖百公里徒步。第一天比赛中，面对高温、高海拔，和沟壑交错的戈壁滩，许多人选择了退赛。然而难度不断升级，第二天 50 千米超长赛段，更是让参赛者吃尽了苦头，我们中的一个团队从早上6点半出发，走了13个小时都不见踪迹，眼见着夕阳西下，冷风肆虐，等在终点的同伴实在忍不住发了条微信询问位置，虽然收到的回复只有一个句号。

但所有人紧绷的心在那一刻都如释重负，我们一群人围在一起前仰后合，笑出了泪花。人生的某些时刻总是那样催人泪下，能在苦难环境中保持乐观心态的人，是那样的难能可贵。不喜欢永生中的无聊，只喜欢短暂中的精彩，一种情感的释放，是悲观还是乐观，影响的不仅是自己，还有你的团队。

默默坚持的岁月里，你可能会遭遇伤痛，失去斗志，可能会因为偶尔的失意而郁郁寡欢，一蹶不振。没有关系，你要相信，面对苦难，人人平等，唯一可以彰显优势的是你的心态，保持一颗乐观的心，世间万难皆有解。

2. 充满渴望

还是张掖百公里比赛，有一位队员，从开赛两公里就旧伤复发，只能拄着手杖一步一挪。说实话，看到这种状态，我都为他担心，担心他坚持不到最后，担心他自暴自弃。然而事实不是这样，一路上他时而引吭高歌，时而埋怨退赛的人没有竞赛精神，每次赶超一个团队他都振臂欢呼，每次看到采访的摄影机他都高谈阔论，他不止一次地盘算自己团队所处的名次，而每一次冲过终点线时都远超当初的期望。

三天的时间里，他拖着一条受伤的腿砥砺前行，从未言弃，麻木的双脚也许感知不到大地的震颤，但渴望远方的心脏一定是铿锵有力的。坦白讲，我不止一次想劝他退赛，但话到嘴边，又生生咽下。

我觉得，对于一个渴望胜利，深爱彼岸，迷恋远方的人，劝退是对他最大的蔑视，一路相伴才是最大的尊重。自我升级的路是一段漫长的旅程，是一场超级马拉松，考验的不是激情，不是速度，而是一颗恒久的热情和耐心，把握好自己的节奏，走好自己的路。一路领先并不值得炫耀，一路超越才是真正的精彩。

3. 降低欲望

又是张掖百公里，三天的行走中，我不止一次拷问自己，这样的行走意义何在？我甚至一度觉得自己很傻，有舒适的大床不去享受，偏要到这了无人烟的地方受罪，这一切到底为了什么？终于，当我开始期待前方弥漫着香气的水果，开始期望能在终点营地舒服地躺着，开始渴望和大家一同促膝交谈的时候，我才发现此行的意义。人生总是有这样那样不切实际的欲望，把自己折腾得精疲力尽，永不满足，当把欲望降到最低，简单的幸福感便油然而生。

我们在个人生命中的努力时刻，放在人类源远流长的历史长河中，根本不值一提。但在个人的经历中，却是生津止渴的一瓢水，它至少会让你明白，每一年，我们都应该拿出一段时间犒劳自己，同自己对话，和自己交谈，与自己相处。这难得的空白时光，可以暂时放下心中咄咄逼人的欲念，切实找寻只属于自己内心深处的朴素念头。

对男人来说，家庭生活和工作的压力要扛，一颗四平八稳的心至少让你走得更坚实；对女人来说，流汗也许并不比精致的妆容赏心悦目，但年轻有活力一定是你最骄傲的资本。

犹记得，当我在张掖百公里终点线与她们一一拥抱的时候，那泛着泪光的眼眸，折射着阳光的脸庞，散发着自然气息的身体，让我无比动容。我想起塞内加的那句话，“没有香气的女人最好闻”。

4. 不要侥幸

最后，我还想通过自身的教训告诉大家，改变自我路漫漫，侥幸是不能有的，一两次偷懒可以躲过惩罚，但内心已经打了一个牢牢的死结，终会在某一个时刻，要你好看。就像这次百公里比赛，在前两天比赛中，12 个人中有 11 个人都出现了不同的伤痛，只有我一个人安然无恙，我在心里编排着各种嘲讽他们的词语，然而，在第三天距离终点只有 100 米的时候，老天结结实实地给了我一个脸色，我两只鞋的鞋带缠到了一起，这让我痛痛快快、凄凄惨惨地摔了一跤，上臂和左腿鲜血直流，成了 12 个人中最惨的那一个。

保持乐观，充满渴望，降低欲望，不要侥幸，里面总有一条你会用到。

蔡崇达在《皮囊》里向我们传达了一个朴素的生活观，我们的生命本来轻盈，被这肉体和各种欲望的污浊给拖住了。

第六章

成为自己，非宠溺自己

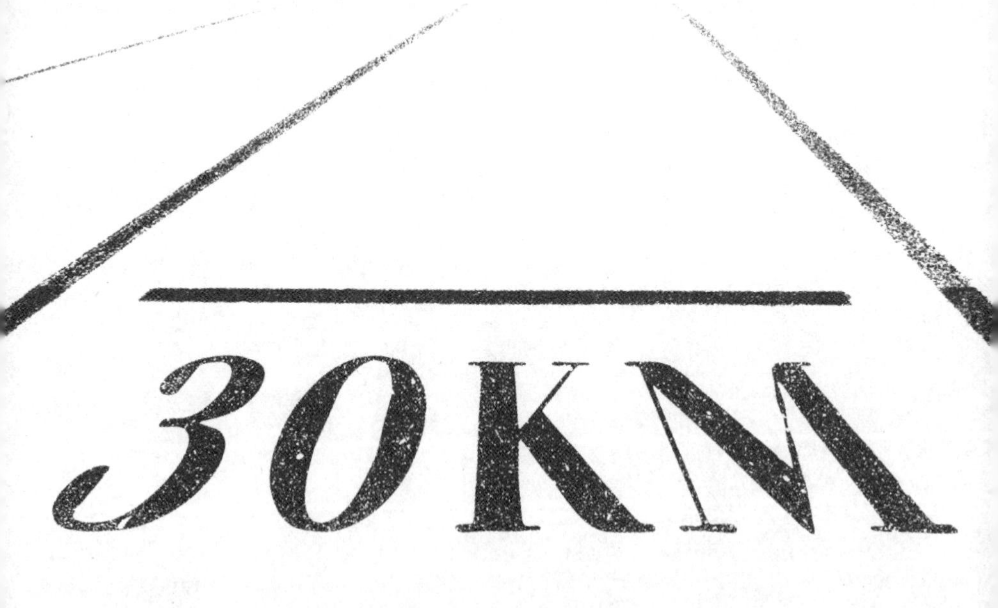

因为不想跑所以才去跑

每天早上起床之前，都有一个小小的声音在和我对话，今天跑步吗？跑吗？不跑吗？为什么不跑？要不明天再跑？还是今天跑吧！

日复一日，“今天不想跑”的念头从没消停。

人是靠念头活着的动物，被念头打败是一种状态，战胜念头又是另一种状态。

我在“跑步者说”公众号上发起的“百人百天”跑步计划进行到第七周时，710个人的队伍退出活动的大约有十几个人，随着时间的推移和计划难度的增加，这个数字一定会继续上升。很正常，有人兴盛，必然就有人衰退，如果人人都能做好，反倒违背了这个世界的竞技法则。

在跑步者说微社区，有一位叫“Rose Yu”的跑友说：“对于每天跑步，大部分人是这样的，没时间、没地方、没意思。但对于在外企市场部工作，每周两天在飞机上，几乎一天飞一个城市的我，这些都有。时间是早上6:00~7:00或者晚上21:00~22:00，场地是酒店健身房或者附近公园在或者附近大学，还有宽敞的马路。这一切来自我不想做大部分人。”

她的话，可能会让“大部分的人”看了之后不太舒服，因为她点到了众人的痛处。不论是谁，当遇到自己喜欢的事物时，无须理由就可以排除万难，但当遇到自己不喜欢的事情时，一万个理由都无济于事。

前几天，在微信公众号后台有位跑友问我，我都跑了三个月了，为什么每次跑步还是非常痛苦？我说，就算跑上十年、二十年，甚至一辈子，你依然会痛苦。

我和一些擅跑者一起跑步的时候，时常会听到他们嘟囔着跑步的累，但随即又会满心欢喜地期盼即将来到的舒服。“3千米的时候总是那样难受，但跑完5千米就会爽了！”初跑者和擅跑者明显的区别就在这里，前者遇到痛苦没有能力摆脱，就认为跑步一直是痛苦的，而后者因为经验丰富，在一次次的锤炼中感受过苦尽甘来的快感，所以他们懂得痛苦只是暂时的。但就算许多人知道这个道理，却不是每个人都愿意品尝其中的滋味，因为许多人就是“Rose Yu”所说的“大部分人”，摇摆不定的念头，疲惫不堪的身体。

电影《闻香识女人》中阿尔·帕西诺这样一句台词让人唏嘘，“如今走到人生的十字路口，我当然知道哪条路是对的，毫无例外，我就是知道。但我从来不走，为什么？因为那条路太难了”。享乐之心本身并无过错，但一味地追求安逸，规避痛苦，就是对自身懒惰本性的一种放纵。

村上春树在《当我谈跑步时我谈些什么》中，轻描淡写地描述了他的自律生活，不经意间营造了一个人人向往的生活状态。“凌晨四点钟左右起床，不用闹钟，泡咖啡，吃点心，然后立即开始工作，重点是不拖拖拉拉。写五六个小时，到上午十点为止。每天写十页，然后立即停笔。重点是，写了几页写不下去时，也要写满十页，写好十页还想写时，也不能继续写，只写十页。这样在第二天开始工作时能迅速进入状态。”对他来说，每天只有23个小时，因为有1个小时给了跑步。决定了就做，不说泄气话，不发牢骚，不找借口……村上春树说这是有意训练自己的生活工作节奏。今天不想跑，所以才去跑，这才是长距离跑者的思维方式。

“今天不想跑”是大多数人的思维方式，但只要摆脱了大众思维，战胜了意志不坚的念头，决定了立即去做，就会迅速进入村上春树所说的长跑者思维，体验少数人才能经历的痛并快乐。

成为自己，而非“宠溺”自己

“成为自己”这句很酷的流行语曾俘获了一众不甘被摆布的年轻人。

最出名的就是王尔德的那句：做你自己，因为别人已经有人做了。读完就觉得心神荡漾，好酷！

这句话为什么会轻易打动人心，我认为跟每一个人的成长轨迹有很密切的关系。我们都是从天真无邪过渡到烦恼的少年；我们都有过被家长训斥，产生离家出走的逆反心理；我们都享受过出门读书，再也不用被家庭约束的自由随性。但当有一天我们大学毕业，开始工作后，又进入了新一轮的“管制”。

人是独立的个体，没有一个人希望被管束、被要求、被改变、被折磨。但我们成长的过程，正是在“不自在”的包围下，才慢慢找到“自在”的状态。

不过当人有了更多“自我意识”后，往往会抵触生活中随处可见的“挫折”，慢慢变得对周围的一切都持否定和敌对态度。

领导指挥工作，你嫌他是外行，背地里咒骂他；同事提意见，你嫌他管得太多，给个白眼继续我行我素；伴侣指出不足，你无所谓地声称就是要做自己，绝不改变……

这种心理和行为，因为有时髦话“成为自己”的加持，遮盖了长久滋生的懒惰与偏执，最后变成对自己的宠溺。

实际上，那些生活中敢于做自己的人，确实很可敬。首先，那是一种独立人格的养成，是人性觉醒的标志。但怕就怕，大多数人只知其一不知其二，顺手搬来这句话就能把自己感动到痛哭流涕。

真正做自己，应该做更好的自己。任何时候，当你想用“成为自己”安慰自己时，首先要想一想，这么做会让我变得更好吗？如果确定不了，那就用普世的价值观去衡量。千万别掉进温柔乡里，一觉不醒。

比如说，跑步这件事，当你有一天被亲友要求做这件事时，出于本能的抵触情绪（当然会有，每个人都会有，因为它累），你一定会找理由拒绝，不夸张地说，为了反抗这件事，任何理由都可以找出来。比如，听说跑步伤膝盖，到老了膝盖就没法用了；跑步不适合我的性格；跑步太浪费时间了，等等。如果家人是急脾气，不留情面地指出你是在找借口时，你可能就会顺口说出，不要管我，我自己知道该怎么做之类的话。

没问题，但表明态度之后，当一切归于平静时，你一定要想一想，这是我喜欢的自己吗？这么做只是让自己暂时舒服还是舒服一辈子？这样做会让自己更好吗？

如果答案有一个是否定的，那你就该知道，这是又在“宠溺自己”了。为了不尴尬，你可能也会选择其他运动。总之，不要纵容自己懒惰、偏执、发胖。

2020 年春节，因为疫情的原因，很多电影从影院搬到了网络上，其中有一部《囧妈》，我看完后，感受最深的就是两个字：改造。母亲想改造儿子，丈夫想改造妻子，然而谁都不希望被对方改造，谁也不希望为对方改变，最后的结果就是母子冲突，夫妻离婚。电影的最终，放在了“理解”上，然后就皆大欢喜了。

刚看完，我挺感动的，也对自己有一定的反思。但后来，越琢磨越不对，然后发现这个电影有一个很大的问题——把改造混为一谈。

观众看完之后，很容易感同身受，把自己想象成电影中受委屈的人物，然后气呼呼地回家用电影台词告诫另一方：你的心里面长了一个幻想的妻子，你为什么要锲而不舍地改造我呢？你难道还没有意识到，我不是你想的那个人吗？这就是我们之间的问题，在你的心里，住了一个幻想出来的儿子。

这些话说出口的那一瞬间，确实挺解恨的，但仔细看过电影，你会发现，影片中所有的改造，其实都出于利益自己，不管对方死活地无理取闹，是被动的“改造”，而不是主动的“改变”；是一个人对另一个人的主观压迫，而不是自己对自己的客观评价。

认清这一点，至关重要。生活中的我们，总是自认为没什么的“恶习”，当我们不再把接收到的一切都看成是“改造”时，内心才会真正成熟、真正强大起来。

我在 30 岁那年重新认识了自己：我的性格是内向的，但这不能说明我就是安静或孤僻的，只是我需要靠头脑内部来恢复能量。我不需要交太多朋友，但喜欢与亲密的朋友保持较多的联系，我在会议中可能不会主动表态，可能在说话的时候会一时语塞……不要紧，只是大脑运作的方式不同而已，你不觉得我办事很靠谱、沉稳、有时候想象力丰富，意见独特吗？这就是我，一个内向者的优势所在。其实，停止尝试去扮演不是自己的角色，那是多么大的一种解脱。

成为更好的自己，世界才不会辜负你。

跑步蕴藏了两个人生哲学

跑得久了，总会从中找到类似于观念的东西，村上春树作为最爱跑步的作家，一本《当我谈跑步时，我谈些什么》道出了无数跑者的心声，也曾有跑友总结出村上春树跑步的十二条哲学，包括坚持、独处、享受，等等，许多人都能从中找到自己的影子。

有人说，跑步教会我独立思考；跑步让我自律自由；跑步让我明白人生没有白走的路，每一步都算数；跑得越远，离自己越近。跑步蕴藏了多少哲理，或者说众多跑者在跑步的过程中，会碰撞出多少哲思。一千个人眼中有一千个哈姆雷特，一千次跑步，就会有一千次不同的想法。

对于我来说，在众多的跑步哲学中，有两条对我最受用。

①先完成一半目标

有时候出去跑步，对既定的目标没有那么坚定，跑 8 千米还是跑 10 千米，就成了对自己重复的拷问，这时候不妨就把目标定到 8 千米，其实也明白是自己欺骗自己，跑完 8 千米，再发现 10 千米已经不遥远了。

早上跑 10 千米并不是每次都能顺利完成的，有时候跑得无趣，心里的小人就会使坏，怂恿你跑个 8 千米就草草收工了，听之任之就会懈怠，这时候我会果断换一个跑步地点，从操场上转到大街上，头不回得往一个方向跑 5 千米，目标看似完成了一半，其实已经完成了全部。因为我已经离家 5 千米，不管怎么样，跑回去都是 10 千米，所以返程的 5 千米也会变得轻松，心里不会有任何的负担，那个使坏的小人就再也不会冒出来。

如果在操场上，情况就不相同了，跑完这一圈就回家的想法经常跳出来，撩拨人心。

②开始就定下高标准

在马拉松的赛场上，大家都信奉“跑得慢，才能跑得远”的道理。但是在平时的训练场，却不是这样的。我发现，如果在训练中你一开始就保持了较高的配速，就算你中途感觉有些累，主动降低速度，也比平时懒散的训练速度快。

比方说，我平时跑步的平均配速是 6 分钟，这是懒散状态，今天我想严格要求，以5 ： 20的配速跑出去，并且一直把这样的速度维持到6到7公里，第8千米的时候，突然觉得好累，不想这么快了，放松一下吧。结果放松后的那1千米，发现配速也并不低，一般也会达到5 ： 40左右，但明明感觉自己跑得很慢了呀。

同样的，如果一开始就是6 ： 00的配速，中间了提高配速，又想休息，那放松后的配速就可能跌落至6 ： 30左右的配速，还是在努力维持。

我认为这就是身体的惯性适应力，开始定下什么样的基调，中间就会保持差不多的基调，就算偶尔降低标准，也是大差不差。

同样的行为放到生活、工作和学习中也是一样，高标准一开始就要有，这样才能贯穿始终。

跑步中不管产生什么样的观念，都是有价值的，它是当下的写照，另一个侧面认清自我的真相，也是生活的指引，给我们从容应对的时间。

跑步到底蕴藏了多少人生哲学，怕是数也数不清，每一步都有新发现，也正是跑步的魅力。

本我、自我、超我在跑步中的修炼

心理学家弗洛伊德认为，人格由本我、自我、超我三部分组成。

本我，是人格中最早、最原始的部分，主要用来满足生理性冲动和精神欲念，它就像失控的绿巨人，一切表现都来源于无意识非理性的冲动和欲望，它遵循的是“唯乐原则”。

自我，指现实化的本能，不同于本我的先天，自我的形成纯粹通过后天的陶冶修炼，逐渐深化为一种识时务的理性行为。它一方面控制本我的欲求，另一方面又在合理的范围内满足本我，自我讲求的是“现实原则”。

超我，是道德良心和自我理想，代表了最文明的部分，它为自我约束本我制订了必要的规则和制度，让个体保持修正，始终向好的方向发展，所以它信奉的是“至善原则”。

了解了这三个部分，就很容易明白生活的许多事情。比如说，跑步为什么就那么难以坚持？

最重要的一点，它触犯了最原始的本我，击碎了安逸享乐的心理，阻拦了贪图食、色的生理，压制了无节制的内心冲动，让享受快乐、避免痛苦这件简单的事变得遥不可及，就会出现反抗、焦躁和不满。

人类能够繁衍生息的根本在于自我调节，一味地压制本我只会让人格缺失，在这种关键时刻，自我就登场了。它负责本我与超我的联络沟通，疏导矛盾，达到和解，既让本我的欲望得到满足，又不伤害超我所制订的制度条约。

举个例子：“本我”说，我不想上班，不想减肥，不想跑步，不想流汗，只想舒舒服服地躺着，困了倒头便睡还必须要睡到自然醒，起床嚼上一口鲜嫩的牛肉，品上一口1787年的葡萄酒，再约个有着漂亮人鱼线的白马王子，坐着豪车，周游世界……“别臭美了！”一声断喝惊扰了本我的美梦，“超我”理智地告诉它，你想的这些都可以有，但要取之有道。“道”是我能告诉你的，那怎么取，就让“自我”告诉你吧，“自我”转过身告诉“本我”，跟我混，吃香的、喝辣的都没问题，但在享乐之前，你得先学会吃点苦头。

弗洛伊德认为：本我、自我、超我之间不是静止的，本我是求生存的必要原动力；超我监督、控制主体按社会道德标准行事；自我对上按照超我的要求去做，对下吸取本我的动力。如果这三种力量不能保持这种动态的平衡，必将导致心理失常。

所以，如果你想跑步，却苦于无法坚持，就是超我和自我有点弱的结果，超我制订的一些规则在个体看来“可有可无”，价值观念无法真正触及内心，引发的连锁反应就是“自我”实施起来没有动力，睁一只眼闭一只眼地看着“本我”肆意妄为。

学者唐震说：“超我是自我发展的最高阶段，超我是孤独的我，超我是博爱的我，超我是信仰中的我，超我是完善的我。”认识了这几个阶段，就不会为形单影只而郁郁寡欢；制约本我的欲望就不仅仅只是针对有限的个体，而是惠及周边；心存畏惧也不会畏首畏尾，因为信仰驱逐了恐惧，接纳了波折。

运用到跑步上，就是把“超我”的外延尽量扩大，明知过程劳累，但懂得方向正确，结果正向，利己又利他的行为，就会让人渐渐趋于平和完善。

大道理都懂，但实践起来并不容易。“超我”的完善跟个人所处的内心处境和现实环境有很大的关系，我们经常听说这样一句话，“能把跑步坚持下来都是曾经受过什么刺激”，而这里所说的刺激，它的大小决定了“超我”的边界。

比如说，一个人原来只是身体不好，虽然会想到锻炼，但不会上心，对私的事无关痛痒，跑个三五天，就放弃了；后来要传宗接代，为了不让羸弱之气影响到下一代，跑步明显就有了更为强劲的动力；如果不幸遇到家里老人变故，就会进一步认识到更重要的家庭关系，不让子孙担心，不给自己添堵，因为责任感升腾起的满足感，让本我、自我、超我达成统一平衡。

有人说，那如果人生不经受刺激，是不是就无法把跑步坚持下来呢？当然不是，老虎都有打盹的时候，更何况人呢？超我不可能总是虎视眈眈地盯着本我，当本我在自我的把控下逐渐找到了生理和心理的快感，超我就会暂时退避。这就不难理解为什么许多人跑步上瘾之后，即使生活平淡，无人监督，也能把跑步进行到底了，因为“本我”得到了满足，自我得到了修炼。

通过跑步举一反三，不难发现生活的秘密，“超我”把控的是格局方向，它永远要掌握“本我”的欲望，并且要快过它的扩张速度，剩下的就是“自我”严谨的管理态度。

自我管理的能力决定了人生的成败。

汗水是脂肪在流泪

有一次在老家烟台跑步，那天早上天气很闷，我比往常跑得快了一点，汗水更加肆意地往外涌，额头上的汗水顺着脸颊，滴答滴答地落下，和泪水滚出眼眶的感觉很是相似。那一刻，我突然理解了那句话：汗水，是脂肪在流泪。

既然是泪水，它代表了生活中的诸多不易，委屈、背叛、误解、嘲讽、失意。一个人纵使有风光的过往，总也免不了在某个阶段会掉入这些字眼的漩涡中挣扎而绝望。

每个人都无法幸免。

《重庆森林》里那句经典的台词道出了普罗大众对情绪的克制：每个人都有失恋的时候，而每一次我失恋，就会去跑步，因为跑步可以将你身体里面的水分蒸发掉，而让我不那么容易流泪，我怎么可以流泪呢？

成年人的泪水大多都是这样流淌的。

在大人的世界里，泪水是宝贵的珠玉，仰着头任它在眼眶打转也不能轻易掉落，眼睛是最后一道关卡，负责锁住体内70%的汪洋，它就像三峡大坝，只能蒸发或者渗漏，不能轻易开闸泄洪。

日本作家村上春树说，写小说是不健康的营生，每次打算用文字去展现一个故事时，藏身于人性中毒素一般的东西，便不容分说地渗出来，浮现于表面，这种毒素是致命的，如果没有超乎寻常的体力，创作的能量就会日渐衰减，为了与这种危险的毒素相对抗，他从33岁开始跑步，一直到今天。

从一个文字延展成一篇小说，这是一位作家的克制，他才思枯竭无法下笔时肯定有过局促，他每日伏案笔耕不辍里偶尔会也有一丝厌烦，深夜无人时独自流泪吗？不会，35年来的日日奔跑化解心中的愁绪。

中产阶级爱跑步，这是最近几年大众媒体爱称道的话题，中产阶级的前一个身份是什么？是无数的进城青年，他们大多数来自农村和三四线城市，他们用远见和勤劳换取了优渥的现状，绝不是信手拈来的那样轻巧。

这背后有着外人无法察觉的隐忍、竞争和压力，躲在无人的角落哭泣吗？可能偶尔会，但绝不会成天以泪洗面，所以你看到了，大众体育在振兴，岌岌可危的健身房一夜之间春回大地，枯燥无味的马拉松运动渐渐成为每一个城市的标配，你又哪能看得那么清楚，在一群人狂欢的下面，藏着一个个孤独的心灵，那些表现在脸上的倔强和不服输的精气，是上进人格的另一种品质。

有很多名人爱运动，爱跑步，他们可不是闲着没事干才去玩这些累哈哈的运动，你看王健林的一份日常行程表就足见忙碌程度。人都是趋利避害的动物，有几个人真正喜欢那种撕扯心脏的感觉，扎克伯格把坚持一年跑够 365MI（约 587 千米）视为一项挑战，可见其难度上呈才视为一项挑战，但之所以有人上人的说法，其细节就在于观念和智慧的不同。

越忙越需要运动，压力越大越需要运动，对家人对自己越有担当越需要运动，运动之后是流汗，汗水，是脂肪在流泪，其实，那哪里又是脂肪在流泪，明明就是生活在流泪，是每个人为了排解生命的不安而做出的强者之选。

流泪的人有两种心情，一种是喜极而泣，一种是苦从中来。

当内心的苦化解为汗水郁郁蒸腾，生活的快感就会扑面而来。

我知道跑步很累、健身很累、运动很累，这种累说不清道不明，有时候喜欢有时候憎恨，但就像村上春树说的那样，“今天不想跑，所以才去跑，这才是长跑者的思维方式，这也应是一位上进者的必由之路。

当脂肪在流泪，我们是在向生活的残酷，宣战。

人类最好的医生是空气、阳光和运动

古希腊医师希波克拉底说：人类最好的医生就是空气、阳光和运动。

前两天，有一位做媒体的朋友，正在策划一档与城市一起醒来的节目，邀请我谈谈作为晨跑者的感受。

这场景我太熟悉了，跑步八年来，无数个清晨像幻灯片一样在脑海中翻滚，运动达人彭于晏曾说过一段很动人的话：运动并不让我变得有多优秀，而是让我有了更多机会。虽然每天运动半小时或一小时，当下并不会带来什么改变，但日积月累，你会发现自己有了强大的内心，人也会变得比较开心。

强大的内心、乐观的心态，不是靠医生的一针一药，不是靠外人的一言一语，而是靠自己，大自然提供了空气、阳光，你需要用自发的运动去迎接它。

“上医治未病、中医治欲病、下医治已病”，成为自己最好的医生，用自律保持强韧的体魄，用健康的生活方式消除一切未病，塑造出清新、灿烂、朝气的自己。

呼吸空气是人的本能、沐浴阳光也不是难事，最考验人的还是运动。这其实也没有什么困难，不要把运动想象成花费大量的时间，大量地流汗，从碎片化的时间里也可以一点一滴积累起运动的习惯。

有位作家曾写过一本书《微习惯》，一种简单到几乎不可能失败的自我管理法则。任何事，只要你想做，都可以从微小的第一步开始。比如你如果想练习俯卧撑，不需要一开始就把自己折磨到无力，只需要从做一个开始。

这样的好处是，你不会有过多的心理压力，许多人放弃运动的原因就是，给自己设障：一开始就给自己树立高目标，比如每天跑 5 千米，坚持 365 天，做着做着发现目标遥遥无期，自然而然就放弃了。

而每天做一个，你会发现运动如此简单，只要趴下身顺势就可以完成目标，而事实上，当你做出了俯卧撑的动作，一般不会只做一个就罢休，给自己设立一个最低标准，不给自己设上限，慢慢地，微习惯就变成了大习惯，人生接受挑战的阈值也会越来越高。

我就是通过这种方式，慢慢建立起跑步以外的运动习惯，比如正在坚持的每天一百个俯卧撑、每天3分钟以上平板支撑，现在已经连续做了半个月，身体受益明显。

空气、阳光、运动缺一不可，你就是自己最可靠的私人医生，你要服务好你自己。

高人都擅长独处，喜欢与自己周旋

自从做上“自媒体”这份工作，我就拥有了大量独处的时间，偶有交流就是与远道而来的朋友一起跑个步，或者去咖啡厅谈“合作”，最多的就是在网上敲字，你来我往。

在这之前，我是典型的以孤独为耻的人，故意凑热闹，不落下每一次集体活动，装出一副莫名其妙的兴奋。那感觉其实挺难受的，我时常在参加完活动之后骂自己，这样有意思吗？有意义吗？有完没完？

确切地说，是在结识了更多“跑友”之后，我发现他们竟然跟我一样享受独处，我才知道，原来我并不孤独。

孤独的运动需要天性的契合，所以我就完全明白有的人为什么把跑步视为如此痛苦的事，并不是不好，只能说性格使然，一些人需要交际才能获取能量，而有些人只有独处才能恢复精神。

当然，万事不能走上极端，一个擅长独处的人不能深陷其中，那样就成了自闭；同样，一个八面玲珑的人也不能总是口沫横飞，也要给自己一些沉静的时光梳理下蓬松的羽毛。

就拿跑步来说，就我本身的性格，断不会主动去找人聊天，但如果恰好遇到，也会聊得很开心，不刻意追随，也不拒绝自然的相遇和交往，正像诗中言："行到水穷处，坐看云起时。""偶然值林叟，谈笑无还期。"正是有了享受孤独的闲情逸致，就算是一个人也可以领略自然的山水烟雨，而林中偶然相见的过客，也正是耐心所得的嘉赏。

而在这个读秒的时代，耐心显然已经成为最大的奢侈品。

从股市中就可以一窥众生的奥秘，在红绿波动的 K 线图中，密密麻麻的只有两种人，一种是投资者，一种是交易者。频繁地买入卖出制造了一派繁荣的景象，但往往受益的是那些岿然不动的价值投资者。

有一个恰切的比喻，说绝大多数果蝇都是向光的，只有极少数的蝇虫不向光，而向光的容易扑火，自我毁灭的也正是这看似热闹的大多数人。

著名的投资大师查理·芒格就说，"很早以前，当我明白拥有某种性情可以使人成功时，我就努力强化这一性情"，他说的这种性情就是耐心。

而纵观世间之人，大多是无奈地被时代的洪流裹挟着前行，找不到喘息的机会，以至于经常做出本末倒置的事，还并未发觉。

《大学》里有句话是这么说的，“仁者以财发身，不仁者以身发财”，意思是说，仁爱的人仗义疏财以修养自身的德行，不仁的人不惜以生命为代价去敛收不义之财，实在是可惜。

这道理摆出来，相信多数人会点头认允，然后一觉醒来，继续重复昨天的故事。

毕竟，与自己周旋的难度就像三天不吃饭那样难受，这太平年间，又有几人舍得跟自己“造反”。

我知道只占极少数，越是这样，越要用一颗坚忍之心，打磨孤绝的性情。

奔跑攻略：

如何把跑步坚持下来

跑步的时间久了，似乎就成了这方面的专家，经常有人会问我相同的问题：你是如何把跑步坚持下来的。我的回复通常是：你要学会享受它。

享受的事首先应该是自愿的，虽然有很多自愿的首个阶段都是不情不愿，但只要你有闲暇，又不十分抗拒，坚持一段时间后发现竟然离不开它，那恭喜你，享受就要开始了。

我们只需明白，再开心的事，一开始都很难是享受的，总要经历一段煎熬的过程，这过程有长有短，有痛有苦。

跑步的享受是多方面的：有人享受跑步

时的空白时光，有人则喜欢跑步时的爵士音乐；有人追求极致的速度，有人则喜欢闲庭信步；有人喜欢满世界跑马拉松，有人只在自家附近的操场绕圈……世界是大不同的，个体都是独一无二的，跑步的方法比较单一，享受的方式却是大相径庭。我之前写过一些比较私人化的文章，比如说《跑步不追求配速和咸鱼有什么区别》，现在看，显然不适合大众。只能说，那篇文章，只适合某一个时刻的自己或者某一类人，它不应该成为一个标准。

所以说，不论何时，你看到别人的享受方式，不一定适合自己，而你的享受方式是什么，只能通过一步一步地亲自探索才能得知。

的确，可以迅速获取到享受的运动很多，不局限于跑步一种，如果你的时间充裕、场子好定，球友众多，可以毫不费力地组织起一场网球、羽毛球、足球、篮球，那最好不过。但现实不允许多数人去那样做。

此刻，跑步的优势就凸显出来，它可以几乎不受人数、场地、时间、金钱的限制，只要有一双跑鞋，可以随时开始，亦可以随时结束。

毛姆所说的阅读避难所，表达的就是这种便捷、愉悦的体验，获取知识的快乐是最让人满意的，同样，获取健康的快乐也是最为持久的。

跑步，是一座随身携带的避难所，让我们逃脱几乎人世间的所有悲哀。这么说，应该不为过吧。如果说阅读是获取的过程，那跑步就是纯粹的思考时间。跑步时，心有宁静，就会对这个世界一无所求，这是跑步馈赠给每一个心灵的重要礼物。

当然了，避难不意味着逃避，我们万不能指望跑步解决生活中的所有困难。以跑步之痛，分担生活之忧，理解生命之苦，世界若以痛吻我，我必报之以歌。这也正是村上春树所说的“痛苦不可避免，而磨难可以选择”的内在含义。

美国的跑步运动兴起源于经济萧条时期，何以解忧，唯有跑步。跑步可以卸去生活的面具，缓解自身的压力，许多人受了阿甘的影响，自发地跑了起来，一直跑到了现在。而中国的跑步运动兴起于经济发展时期，当人们衣食无忧后，自然就有了对健康和精神生活的追求。但不论兴与衰、苦与乐，跑步本身都是相同的，它是人类新兴的生活方式，是对艰难岁月的一种宣战，是对更好生活的一种向往。

第七章

极限挑战，跑步的趣事

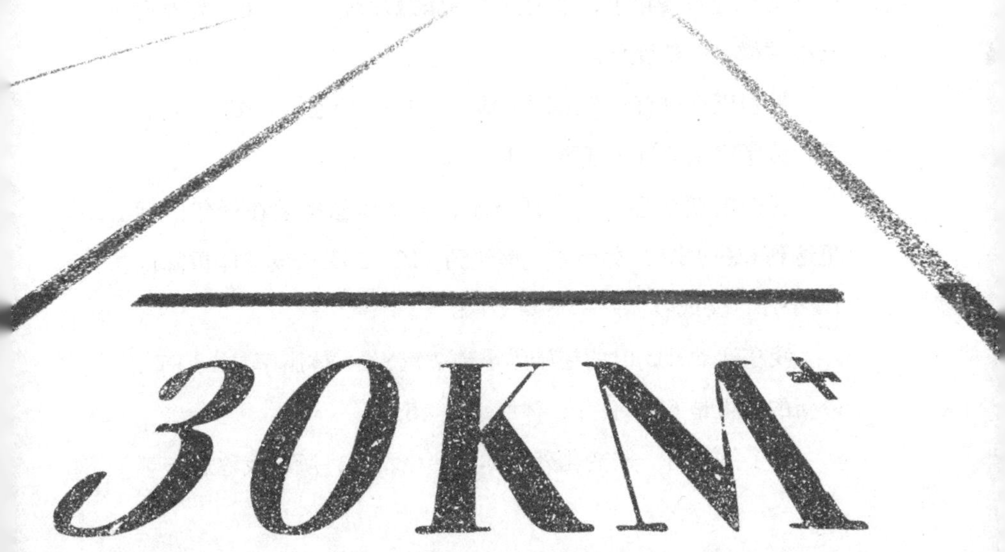

“佛系”健身一年是什么体验

2018年初，我在百人百天班委群里发起一个“最强班委”的活动，健身一年了，今天拍了一张照片对比了一下，好歹有一些“微小”的变化。

最强班委里有一个最厉害的，体重从80公斤降到70.4公斤，体脂率从27.6%下降到18.8%。

我们的要求还是有些严格了，男士体脂率要在一年时间里达到6%~12%，女士体脂率达到11%~20%；或者体重降低10公斤，又或者体脂率下降10个点。

我在活动开始时的初始体重是70公斤，体脂率是18.5%，最新的体重是69.7公斤，体脂率是15.5%。

除了体脂有一些变化外，体重变化不大，所以我称这一年为佛系健身。

佛系健身就是一周去健身房练三次，雷打不动，第一次练胸，第二次练背，第三次练腿。状态好的时候就加大重量，状态不好的时候也会糊弄了事。

饮食也会有所节制，特别是到了下半年，索性断酒一百天，减少摄入多余的热量，馒头米饭吃的次数也少了很多，馋肉了就吃一顿牛肉火锅，很过瘾。

我认为普通人的健身，不一定非要往运动员的标准靠，毕竟人家的肌肉是屏幕需要。

当然这也是开导自己的言语，佛系健身的状态，就是到了健身房，哎呀，真的是没有勇气加大重量，真的没有勇气再多做一组，真的没有勇气把自己练到目眩，所以每次的撸铁，也就是小撸怡情吧。

但即便如此，还是会发生变化，当我今天拍了张照片与年初的自己对比之后，惊讶万分，有了一点胸型，腹部有了线条，连脸部的轮廓也有了差异，佛系健身一年也会有变化，这倒是给我了不少信心。

当然，如果说只是体型的变化，并不足以炫耀，健身一年给我最大的改变，我认为至少有以下三点：

①时间掌控力增强

我有跑步的习惯，一般每周三到五次，决定健身之前，非常担心，本来跑步就需要很多时间，再增加三天健身，能挤出那么多时间吗？后来证明，只要对一件事足够重视，合理安排好时间，办法总比困难多。

我把跑步时间定在早上，健身时间定在晚上，而且跑步和健身穿插进行，比如周一、周三、周五的时候健身，早上就不跑步，跑步的那一天就不健身。当然，有时候为了虐自己一下，跑步健身同时上的时候也有，别太过分就好。

还有一点很重要，选择离家近的健身房是成功的关键，最好下了楼就到，有许多次，我都是躺在床上，等孩子睡熟之后再起床穿衣，直奔健身房，如果离得远，多半就没那个勇气。两点间的时间最短，也是掌控时间的秘诀所在。

有时候去外地怎么办？同样有办法。参加重庆马拉松那次，就是抓紧时间在周四之前练完，同时给肌肉休整的时间，以应对周末的马拉松赛。有一次去外地出差，因为在外待的时间较长，就选择了一家带健身房的宾馆，你知道的，健身房的宾馆一般没人去，练起来心无旁骛，惬意得很。

只要心里时刻装着健身这件事，生活慢慢就多了一丝牵挂，全然不需要用脑袋去记，到了相应的时间，蠢蠢欲动的肌肉就会唤醒你，像是一种来自身体深处多巴胺的召唤，富有节奏，兴奋不已。

②更关注营养饮食

以前我的饮食原则就是来者不拒，而且追求重口味，无酒不食，不肉不欢，就像一个垃圾桶，贪婪地没有节制地塞下所有的食物。那时候的我，和《千与千寻》里的那对父母无异，看到好吃的就胡吃海塞，最后的结局就是变成猪。

在健身方面有句话，叫三分练七分吃，足以看出科学饮食的重要性，人们对自己的辛苦付出总是有一些怜悯的，当我在健身房被100公斤重的杠铃压得满脸通红，双腿打战时，心里对那些垃圾食品也有了芥蒂。

这一年来，减少了外出就餐的次数，体验到了自己做饭的乐趣。逛超市时，会多看一眼食品背面的营养成分表，脂肪含量高的就会果断舍弃，陪孩子吃快餐，会在边上默默地吃沙拉，我做得香烤鸡胸，也和孩子们一起分享。

什么低碳生酮饮食也会学着尝试，蔬菜变着花样做，煮上一锅黑豆可以吃上好几顿。

但也绝不会亏待自己，我也有自己的“欺骗日”，那种类似于苦行僧的修行，毕竟不是我等凡人可以触摸的，一周里，六天的时间有所节制，一天的时间敞开肚皮，活泼紧张，张弛有度，美食也可以成就一桩美事。

③身体不躲避安逸

健身这一年，有一种酸痛的感觉始终不曾从体内消散，周一练的胸，周三就会隐约发胀，周三练的背，周五就会微微作痛，周日练的腿，转过周就会腿跟酸爽，如果哪天练完了迟迟收不到回馈，那就说明练得不够，没有了疼痛感的肌体就像缺少了生命力的躯壳，心里也充满了亏欠。

大多数时间，我不会让那种感觉消逝，它让我始终能感觉到力量所在，当我变换姿势不小心触到了痛点，像是碰到了某处遥不可及的边界，那种体验虽然不舒适，但总是饱含惊喜。

很难想象如果有一天当我缺失了主动寻求身体的“发难”，将会何等的惊慌。

“痛楚难以避免，而磨难可以选择”，那些模糊不清的生命边际，在一次一次的痛楚中变得清晰，也在一次一次的自我磨难中变得触手可及。

健身就是这样一种可以自我选择的“磨难”，实实在在运动自己的躯体，在点滴的变化中发现生命的美妙。

如果问我健身一年后会不会放弃，当我们在年初集体相约，那时候的我还是摇摆不定的，我曾犹豫过岁月的漫长，觉得那是摇摆的梦境，就算今天在我拍下照片的前一刻，还没有完全下定信心继续下去。

而就在我看到前后的对比之后，那些流淌在平常日子里的平凡感悟，才一点一滴地渗透出来，给即将到来的生活注入了新的力量。

吃素一百天是种什么体验

我曾经在2016年吃素一百天，感觉良好。我知道许多人也都有尝试吃素的想法，只是找不到合适的机会，下不了决心。新冠疫情爆发后，相信大家对自己的饮食有过深刻的思虑，是时候给自己一次素食的锻炼。

吃素分蛋素者、奶素者、蛋奶素者和鱼素者，顾名思义，蛋素者吃蛋不吃乳制品，奶素者吃乳制品不吃蛋，蛋奶素者是既吃蛋又吃乳制品，而鱼素者呢，是蛋奶通吃，额外加了一个鱼贝类。我从小在海边长大，突然来个一百天不吃肉想想都恐怖，所以思量再三，最后决定先从鱼素者开始吧，虽然这算不上纯粹的素食，但对于我等凡人来说，也是不小的挑战了。

为什么要吃素呢？

陈晓卿在《至味在人间》里描述了这样一段人类食物史：我们从吃肉为主正逐渐转变为食用谷物为主；墨西哥特瓦坎河谷的考古研究发现告诉我们，8000年前，农业刚发生时，人的肉食比例占54%；4000年前，这个比例降到34%；而450年前，它只剩下17%。

也许这只会发生在那些青黄不接的年代，从现在的比例来看，素食者显然更占下风。然而关于吃素的原因，就和跑步一样，一千个人心中有一千个哈姆雷特。吃素显得更为复杂，我一猛子扎进来，才了解到其中的规矩讲究如此之多，有道德上的、健康上的、政治上的、环保上的、文化上的，甚至还有审美上的等等。而我的目的其实挺简单的，就是为了降降血压。

我在跑步前是有高血压的，通过跑步降下来一些，甚至一度在家测量的时候都显示正常，但我发现一件奇怪的事，明明在家里测量正常，一到医院体检的时候就会高出不少，为此我还怀疑过是不是血压计有问题，后来才知道这可能是“白大褂高血压”，就是一看到医生就紧张。

决定吃素，也是想验证一下，能不能通过这种方法让血压再正常一些，最起码是看到医生别那么紧张。但想法易有，决定难下。正式开始吃素之前，大约有半年时间我都在犹豫不决。一想到接下来有一百天吃不到烧烤，啃不了猪蹄，我就有一种度日如年、人生无望的感觉。

帮我下定决心的是一位姐姐，那是我参加张掖百公里时遇到的跑友，在庆祝顺利完赛的一顿烧烤宴上，得知她是素食主义者。我立马来了兴趣，仔细询问了她吃素的过往经历以及心得体会，听她一一道来，非常感慨，对其超常的毅力佩服得五体投地。我拿起桌上的烤串猛撸了一口，就着扎啤咽了下去，吃素的念想开始在肚子里翻江倒海。

吃素要讲求环境和心境，心境有了环境不成熟也难成气候。以前爸妈和我们住在一块的时候，顿顿好酒好肉，简直是欲罢不能。就算我有这个想法，当妈的一筷子肉甩过来，也只能束手就擒。正当我在吃素无望的时候，条件来了，国庆节我们回老家度假，加之儿子节后要上幼儿园，我便劝他们在老家住上半年，一是儿子去幼儿园无需照料，二是让他们休息半年回头再投入到二胎的照料工作。掐指一算，春节之前，一百天有了。

首先，给大家说说吃素的一些感受吧。

前三十天。吃素三四天之后身体才开始有所察觉，往往是中午饭没吃多久，下午三四点钟就饿得难受。但晚饭上桌之后因为没肉又不下饭，往往是糊弄几筷子就匆匆结束了。吃不饱绝对不是长久之计，为了在没肉的情况下多吃点，我动用了撒手锏：大蒜和辣椒（后来得知这两样也是纯素者不吃的，服），在无肉不欢的日子里，我慢慢练就了有辣就欢的本领。

为了寻求吃到肉的感觉，我吃过几次鱼，其中有过非常微妙的一些感受，随着吃纯素时间的累加增长，从刚开始吃鱼可以大快朵颐到后来每一次吃鱼时，心底竟然有一种默默的不忍。难道是人类原始的善和慈悲？还是素食者达·芬奇认为“上帝没有赋予人类食用动物的权利”这句话起了作用？我不得而知，有待考究。

中间三十天。过了前三十天的新鲜期，就迎来了难熬的拉锯战，我想肉都快想疯了，在家炒菜放几块肉，让菜也沾点儿肉味。菜上桌后，主动献殷勤给老婆夹肉，只为了吮一下筷子上留下的余香，这种自欺欺人的做法把我自己都恶心到了，那时候逛超市都不去看熟食区，闻到味就流口水。也是在这个时候，开始拼命找与肉相关的食物，因为吃鱼已经不自在了，为了寻找相同的肉感，我又找了两种食物，一种是烤面筋，一种是牛油果。烤面筋既有烧烤的香味，又有肉的筋道，可谓一举两得，只不过吃了一次就抛弃了，因为吃完之后有罪恶感，觉得这种垃圾食品违背了吃素的宗旨。于是牛油果开始大行其道，咬上一口，有水果的清香，嚼起来，还有脂肪的绵软。可以蘸着芥末吃，有三文鱼的口感，可以抹在面包上吃，又有芝士的风范，我几乎成为它的拥趸，三不五时就买几个回来，遇到打折的时候更是疯狂买上一整箱。然而物极必反，可能是吃得太多了，到后来，我对它也烦了，看到它就油腻到反胃。

出去吃饭也不方便，有一次朋友请客，席间服务员端上来一盘石板烤牛排，当红嫩的牛肉在黝黑的石板上“吱吱”作响时，我简直是垂涎三百尺！为了避免尴尬，只能拼命地喝饮料以掩盖吞咽口水的声音。吃火锅更不用说了，人家一口一口吃肉，我一口一口吃菜，怎么吃都吃不饱啊。

后三十天。后三十天，是卓有成效的三十天，这段时间，口味开始变得寡淡，对肉没有那么强的冲动，而且味觉系统越发的灵敏，通常能品尝到蔬菜特有的香气。对干果越发的依赖，家里摆放了成堆的松子、开心果、桃仁、腰果、核桃。每天吃完干果就像大力水手吃完菠菜一样，身体有无穷的力量。

而最后十几天，可能是感觉到这段修行终要结束，而且知道春节将近，亲朋好友欢聚一堂，也想借这个机会再吃上几顿大肉。反倒对肉的需求越来越强烈，这其中，又夹杂着些许的不舍，毕竟这一百天要告一段落，碰到肉的那一刻，总有种前功尽弃的伤感。

记得一百天后第一次破戒，我就点了一盘最爱吃的酱牛肉，其实内心没有想象中的那么开心。

其次，说说这一百天吃素带来的变化吧。

①体重无变化

许多人都说，吃素易瘦，我的经历至少说明一件事，吃素不一定瘦。因为使人发胖的除了脂肪，还有碳水化合物，而碳水化合物就是我们常说的糖，我们平时吃的米饭、面条、点心及水果，里面都包含糖的成分。所以素食并不一定可以减肥，只是不容易长胖。如果只吃蔬菜是不是更容易减肥呢，也不一定，节食会触发“悠悠球效应”，它会使身体在节食的过程中产生饥饿反应，以尽力保存身体的热量和营养物质，燃烧更少的脂肪，使新陈代谢减慢，反而不利于减肥。加之烟马时受伤，这一百天来单次跑步很少超过 5 千米，所以体重无变化也在意料之中。

②吃得少

也许植物没有肉类那么强的饱腹感，吃素以来，每一顿饭都没有之前那么撑的感觉了，整个人变得清心寡欲，再也不像之前整日想着下一顿吃啥，什么时候约朋友吃个烤羊腿之类的事。也许素食对我来说，吸引力还是太小，小到它已经让我对饭菜的渴望变得越来越小。在这种情况下，吃得少就是顺理成章的事了。

③身体变轻盈

吃肉时身体总是懒懒的，而且时常乏困，有时候自己都能感觉体内的血液在缓慢地流着，不很流畅也没有劲头，有时候脖子后面感觉僵硬。吃素后全身有一种轻盈感，从上到下，从里到外，走路似乎都比以前快出半拍。究竟是不是思想在作祟，说不清楚。但思想有时候决定一个人的生活状态，真有如此效果也是好事。

④睡眠少而香甜

都说男人过了30岁，身体各项机能开始走下坡路，都说人越老，睡眠越少。不知道是不是这个原因，总之这一百天来，没有之前那么贪睡了，每天早上基本四五点就会自然醒一次，如果翻个身也能继续睡着，而当即起床也不会太过困乏，相应的，每天晚上都会困得很早，一般九点多就有上床睡觉的冲动，也会听从指引，多数时间不会熬到十点以后再上床，生活变得更有规律。睡的时间少了，但睡眠质量很高，这决定了一天的心情和工作效率。

⑤情绪没有明显的变化

有人说吃素会让人悟到佛性，从而变得与世无争，心如止水。恕我愚钝，这一百天，情绪没有太大波动，反倒还发了几次大火，都是些鸡毛蒜皮的小事，但不知为啥就是控制不住自己的情绪，后来看到这样一段话，“被身体吸收的油脂，科学证明，往往会转化成多巴胺，它有助于保持心情的愉悦”。对于跑步的人来说，多巴胺是最熟悉不过的物质了，它在跑步时也会分泌，让人产生一种叫作“跑者高潮”的快感。我因为受伤跑得不多，又不吃肉，身体好久没分泌多巴胺了，发怒可能也在所难免了。

⑥血压又降了几汞柱

一百天前在家里测的时候，高压一般在130以上，低压一般是90到95之间。吃素的后半段时间，高压在120到130之间，低压在80到90之间，最好的一次是117/72。跟吃素有没有关系，有多大关系，仅靠这一百天应该也说明不了问题，我会通过春节期间吃肉时的血压测量和明年再一次的吃素计划来对比总结。

体力还行、耐力有待考证。整个一百天，精神都不错，也没有疲乏感。今天早上是腿伤恢复后跑步时间最长的一次，2小时，全程感觉良好，但42千米应该还是会很辛苦。健身时教练也说我现在的耐力有点差，一看就是营养补充没跟上，我告诉他我正在吃素，但蔬菜吃得也不多。他说要么多补充一些肉类，要么就多吃蔬菜，你两样都没做到，所以在耐力上就能看出很明显的弱项。

再次，给想尝试吃素的同学两个建议。

第一，突然给自己规定一百天的任务比较残酷，特别是对于视肉如命的人。受西方影响，现在中国已经有比较系统的"周一请吃素"的倡议活动，每周只需拿出一天来体验就可以。也可以从每天的一顿饭开始，从一顿吃素过渡到两顿三顿。从每周一天增加到每周的两天三天。从一个月吃素二十一天到一年吃素一百天。这样一个缓冲的过程，会对自己有更深的了解，也会对素食文化有更深的体会。喜不喜欢，愿不愿意坚持，全凭自己体验后的感受来决定。

第二，吃素并不是一成不变、乏善可陈的事。我之所以吃得越来越少，对饭菜的欲望越来越低，是因为我对素食认识的太浅，在这一百天快要结束的时候，我才通过一些素食的书籍了解到千变万化的素食菜谱，据一名吃素十多年的女士介绍，就算她坚持吃素十多年，也还是会不断发现最新的素食制作方式，可谓惊喜不断。感觉素食种类少、提不起食欲的都只是停留在食材的表面，说到底，对生活还差那么一点乐趣。

最后，说说众多跑者的疑虑，我知道国内有许多跑步的人都有过尝试素食的想法，但就怕素食提供不了充分的营养，导致跑步成绩下降。这种疑虑可以破除了，《奔跑的力量》作者里奇·罗尔就是一名严格的素食主义者，他只凭素食就拿下了美国众多超级越野跑比赛的冠军，被美国《男士健身》杂志评选为“全世界最健美的 25 位男士之一”。还有美国长跑名将斯科特·尤雷克，在全素食的运动生涯中，斩获殊荣无数。我也是看了他们的故事，才萌生了素食的想法。正像《素食·跑步·修行》写的那样：

素食不仅关乎如何吃饭，更关乎如何处理人与世界的关系。

跑步不单是一种生活方式，也是拓展生命疆界的推动力。

如果，将二者相加呢？

我想，我已经体会到了。但是现在，我要吃肉了，代表一个阶段的结束也好，象征对自己的一种犒劳也好，我需要给自己一个缓冲。亲友聚会我还是会大口喝酒，大块吃肉，但我会回来的，再次尝试吃素一百天，甚至是一年、十年，直至老去。

坚持早起一百天会发生什么

六年前的一天，当儿子呱呱坠地，生活逼迫着我开始早起。

从医院把小小的儿子抱回家的第一个早上，一声陌生的啼哭打破了凌晨三四点钟的沉静，我的背后像是安上弹簧，“嗖”的一下蹦了起来，从那时候起，别说睡懒觉了，想睡一个囫囵觉都很奢侈。当然，孩子妈更辛苦，我不过是被吵醒，翻个身可以再睡去，她则要完成一连串的动作，直到辗转到清醒难以入眠。

被哭声吵醒的无数个早上，百无聊赖占尽上风，只好穿上跑鞋去跑步，10 千米跑完，顺手捎回热腾腾的早餐，慢慢地，早起便成为一种习以为常的生活方式。

以前，我最怕早起，遇到要起早赶飞机，往往要定上三四个闹表，生怕听不到闹铃误了行程，就算迷迷糊糊爬起来了也极不适应，脸上长时间挂着呆滞的神情。

早起反人性，那时候的我对这句话是百分百拥护。

我开始发现早起的好处，是在自己变得越来越忙的时候。那时候我刚刚换了新工作，面对挑战和压力，不敢有丝毫的懈怠，披星戴月成了生活的常态。但工作再忙，也要锻炼身体，要不然很怕是命不长矣。在那样高强度的节奏里，我只能再早起一点，把 10 千米跑完。

后来辞职做自媒体，没有了固定工作的束缚，时间似乎宽松了许多，总以为有许多时间可以跑步，但从早上磨蹭到下午，又从下午拖延到晚上，最后还是不了了之。

我才意识到，掌控时间是一项需要反复锤炼的技能，我还是修行太浅，当大把的时间堆积到眼前，我竟然失去了驾驭的能力。

于是，我开始给自己制定了详细的时间表，唯一的原则就是把一天中最重要的事放到早上。

这样做的好处特别明显：

①不受打扰

早上的时间最为清静，因为现在社会的人们习惯了晚睡，就算讨论工作到深夜也并不觉得是一种打扰，而再工作狂的老板也很少在一大早就指点江山，所以，早上的时间是完完全全属于自己的，它不属于工作、不属于家庭、不属于爱情亲情友情，它是独立存在的，就像从24小时之外偷来的第25小时，任由自己“挥霍”，只做自己想做的事。

②把好的状态提前

我有过比较，同样是从7点开始崭新的一天，睡醒和跑完的状态是不一样的，如果赖床到7点，也许经过洗刷吃饭喝杯咖啡，8点钟才会勉强进入到正常的状态。但如果跑步到7点，好的状态也从跑步的过程中开始唤醒，跑完后拉伸，冲热水澡，状态已经好于普通的8点档，那种热血在肌体深处流动的感觉，释放出积极的信号。

③充分开采富矿

我早起跑步的时间并不固定，有时候是6点，有时候5点，也有三四点的时候，起得越早，结束的时间就越早，也就可以有更多的时间用来做更多的事。比如我之前尝试过的连续写作一百天，就是把清晨的时间当作富矿来进行开采，如果想在早上8点之前写完文章，就需要在6点前进入到准备工作，再往前推就需要在5点前开始跑步，如此规划时间，就有一种赚到时间的意味，把自己当成时间矿藏里的矿工，一镐一铲，都是在攫取财富，身体和精神仿佛都变得自由了。

许多人说没有时间，那只是守着时间的富矿不舍得开采，它就藏在地表下面，也许只需翻开一块石头，就可以看到早起之光正在熠熠生辉。

富兰克林说，我未曾见过一个早起、勤奋、谨慎、诚实的人抱怨命运不好；良好的品格，优良的习惯，坚强的意志，是不会被假设所谓的命运击败的。

早起，也许与命运并无关联，但在面对命运时，它至少是胸有成竹，怀若谷。

过去的六年，我在早起的时光里，感受着命运的恩惠，早起的时光可以慢跑享受人生，也可以读书偷来安逸，可以亲手做上一顿早饭，可以写上一段静心的文字。

从 1 月 1 日元旦开始，我想再利用早晨的时光，连续做上一百天不重样的对称早餐，那时候，我想还会向时间那方宝藏再借 1 小时。

一百天做一百份不重样的早餐

从1月1日起，我开始了一项一百天做一百份不重样对称早餐的计划，到4月11日结束时，终于没有食言，做足了一百天完成了目标。

这一百天，我几乎尝试了目力所及的所有早餐，包括街头小吃、港式早茶、传统美食以及家乡味道。我知道了一个鸡蛋的重量、奶酪和芝士是一种东西、高筋和低筋面粉的不同用处。

一百天前，我心里没底，几乎照本宣科，一克一毫升都锱铢必较，一百天后，心里有了数，不需要事事屈指计算。

一百天前，我最擅长的事就是早上出门跑个步，顺便从早餐摊上捎回包子油条，稀薄的豆浆，一百天后，我更喜欢到超市买回原材料，一番煎炒烹炸之后，变成一桌斑斓的美食。

一百天前，每次带儿子出去吃饭，他们只点以前吃过的熟悉食品，对一些从来没碰过，没吃过的食物则不愿尝试。一百天结束后的那个晚上，我对大儿子说，“明天我出去买早餐给你们吃吧？”他说，“不要，我要吃黄金炒饭”——那是我一百天早餐中的其中一道。

吃完黄金炒饭，小儿子又跟我预约，“明天我要吃意大利面”——还是来自一百天早餐里的。

这一百天里，我听到最多的一句话就是，“爸爸，明天早上你给我做什么？”

他们对每一个明天都充满了期待，当一道道之前不曾见过的食物端上餐桌，他们也没有了拒绝、不适，而是埋起头来大吃一顿，然后抬起头又问，明天做什么？

经历了这一百天，我的早餐食谱里不再局限于炒米饭、土豆丝饼、鸡蛋饼，只要翻一翻以往的记录，他们马上就可以找到心仪的早点，我只需轻车熟路再做一遍就好。

在一百天结束前，有一位朋友问我，马上就要结束了，心情很复杂吧？

其实没有，越临近目标，我越开心，毕竟，一百天的任务挑战成功，没有任何遗憾。反倒是儿子有些不舍，一遍一遍问我，你为什么不做一百一十天呢？你为什么不做一千天呢？你为什么……

我想，如果人生的大部分时间躲不掉一天又一天的重复，那为什么不在每一个似曾相识的日子里主动创造一些新奇感呢？比如经常变幻的早餐，只需要稍加用心，就可以让今天过得不同于昨天。

这一百天，表面看我是做了不重样的早餐给孩子们享用，其实孩子们也在用不重样的反应影响着我，他们的每一句话，每一个表情，每一个期待，都让我越来越相信，此时此刻，正在做的这件事，不仅仅是填饱肚子那么简单，它给了我更多的亲子时光，可以让我在静谧的餐桌上，安然地看着他们慢慢长大，有时候，我似乎可以听到他们成长的声音。

我为什么要在一百天做一百份不重样的对称早餐呢？

其实刚开始并没有那么伟大，因为我是做自媒体的，我做的每一件事，都是在刷存在感，都是在想怎么样把自我品牌推广出去，从而得到更大的势能。在做早餐之前，我做过不少挑战，比如一百天跑步、一百天健身、一百天素食、一百天戒酒、一百天早起、一百天日更写作、一百天写十万字小说，等等。所以，我基本上一年有三个一百天都在做不同的事，喜欢折腾，总想给自己找点事做。

有一天，我在浏览网页的时候看到一个视频，讲述的是一个在上海的英国人，名字叫迈克尔·徐，这个男人非常厉害，他每天都会早起做一份对称早餐，然后拍照发到网络上，一直坚持了一千多天。

看了之后特别激动，我也可以给我的两个儿子做对称早餐啊。而且我以前在电视台工作，对剪辑视频比较在行，他拍照片，我拍视频，如果连续做上一百天，太有挑战，也太好玩了。

然后我就买了网红用的三角支架，又在淘宝上买了几个好看的盘子，就开始做了。

所以我做这件事刚开始的初衷真不是为了孩子，而是为了自己。如果纯粹是为了孩子，我可能会先挑战一个一百天不对孩子发火的事儿。

在没有做早餐之前，我平时也会下厨房，这一点应该是受了我爸的影响，在我很小的时候，我爸特别喜欢做饭，而且做得特别好吃，因为他舍得放油放肉放盐，做出来的猪肉炒米饭吃得我是满嘴流油，在那个物质贫乏的年代，嘴唇上沾点油花都不舍得抹掉的年代，那样的一顿饭真的是可以记忆终生。

到了我这里就有些逊色了，平时做的早餐翻来覆去地只有四种：炒米饭、煎鸡蛋饼、煎土豆饼、煎西葫芦饼。

开始做一百天不重样早餐之后呢，压力突然就来了，每天晚上睡觉前要想着第二天要做什么，还要根据制作的难易度选择早起的时间，有时做得复杂的要三点就起来还有些紧张，有时候简单的六点起来也不晚。

那做着做着，我发现一个好玩的事：

我那大儿子之前带他出去吃饭总是点那熟悉的几家，有时候想换换新的口味也不愿意去，不愿意尝试新事物。我觉得这一点其实是我们成年人的通病，总是喜欢去熟悉的馆子吃饭，去固定的理发馆理发等等，我是不希望他那么早就没有了尝试新事物的心态。

但是自从开始做一百天早餐之后，因为每天都要变样，他从原来的主动选择变成了被动接受，关键是被动接受的时候有时候感觉味道确实不错，毕竟能在网上搜到的菜谱，都是经过多少人验证过的，所以当他在尝试了几次新事物尝到了甜头之后，对陌生的事物就不排斥了，所以这一百天里，我听到最多的一句话就是，“爸爸，明天早上你给我做什么？”

他们对每一个明天都充满了期待，当一道道之前不曾见过的食物端上餐桌，他们没有了拒绝、不适，而是埋起头来大吃一顿，那这就是对厨师最好的回报了，是吧？

其实是表面风光，内心彷徨，一个人不可能对所有的食物都喜欢。一百天不重样的早餐里，总有那么几个，是费力不讨好的。当你起了个大早，忙忙碌碌一早上做了一个自己感觉还不错的食物，却被他们一口否定的时候，那样的时刻简直是至暗时刻，有一次我就没忍住冲着他俩发了火，让他俩把挑到餐桌上的菜全部吃掉。当然，那一刻，他们是非常委屈的，我也委屈啊。

这时候，就该老婆上场了，专治委屈，她只要一进厨房，总是能很快地转移话题，她指着墙角说，看，有蟑螂（大笑），然后语重心长地对我说，碗要及时刷啊。

经历了这一百天，我的早餐食谱里不再局限于炒米饭、土豆丝饼、鸡蛋饼，一百天的任务挑战成功，没有任何遗憾。反倒是儿子有些不舍，一遍一遍问我，你为什么不做一百一十天呢？你为什么不做一千天呢？你为什么……

我想，如果生活的大部分时间躲不掉一天又一天的重复，不如在每一个普通的日子里主动创造一些新奇感，比如经常变幻的早餐，只需要稍加用心，就可以让今天过得不同于昨天。

这一百天，表面看我是做了不重样的早餐给孩子们享用，其实孩子们也在用不重样的反应影响着我，他们的每一句话，每一个表情，每一个期待，都让我越来越相信，我正在做的这件事，不仅仅是填饱肚子那么简单，它给了我更多的亲子时光，可以让我在静谧的餐桌上，安静地看着他们慢慢长大。

危险的东西涌穿越

跑步七年的时候，有过几次危险的跑步经历，有一次在云南西双版纳，参加热带雨林越野跑，人迹罕至的原始森林里，一棵老朽的古树在我身后轰然倒塌，地动山摇，吓得腿都软了；有一次在丽江玉龙雪山，我自己一个人跑错了路，海拔将近 4000 米的山脊上，我呼吸局促，看着眼前肃穆的雪山，心生畏惧；有一次在马来西亚的邦咯岛，晨起绕岛慢跑，不知不觉跑向一条偏僻的小路，路的尽头住着一户人家，养了数十只草狗，它们一字排开，冲着我狂吠，我紧张地观察着它们的举动，做好了随时跳海的准备……

但哪一次危险，都不及最近这次深圳大鹏岛的东西涌穿越。

去东涌之前，我并不知道深圳有一条著名的徒步路线：东西涌穿越，更不知道这条线路被誉为“中国最美八大海岸线之一”，只是听同行的伙伴无意说起，有时间可以去穿越东西涌，起点就在我们住的宾馆附近，风景很美。

说者无心，听者有意。晚上回宾馆我躺在床上查了一下线路，全程大约 7 千米，一半为山路，一半为海岸线，路线崎岖陡峭，偶有被困险情，穿越时间 4-6 小时。

我在心里大约估算了一下时间，转过头跟老婆说，明天早上我去穿越东西涌，穿越到一半我就折返，大约两个小时。

早上五点半起床，简单洗刷装备后，六点整准时出发，走到起点处看了一下穿越警示，其中一条：需至少两人为伍，单人禁行。颇有点武松上景阳冈之前官方告示。我抬头看了一眼天色不错，毫无顾虑地跑了出去。

一路山色海景，风声瑟瑟，海蚀地貌，鸟语虫鸣，悬崖、长滩、岛屿、礁石、美景佳音尽收眼耳。一会儿在山间狭径游转，一会在海边巨石跳跃，一会儿攀绳直上，一会俯冲下降，山野里的跑趣，只有融入其中才深感痛快。我不时发出嘿嘿哈哈的声音，独与天地精神往来。

东西涌穿越路线并不容易迷路，每隔几百米，就会出现一个坐标牌，用于紧急救援，还有路标指示牌，告知每一个穿越者所在的位置，距离东涌西涌分别有多远。

我用了五十多分钟的时间跑了一半的距离，此时，天空开始下起大雨，我站在中点处，左右徘徊，回去吗？有些不甘心，不回去，又担心后半程难度太大，约定好的两小时回不去，老婆一定要担心了。想到这，我掏出手机，发了一条微信，告诉她一切顺利，让她放心。但呼啸而来的山风暴雨阻隔了信号，把我置于“失联”的状态。

为了能在两小时内赶回去，我把手机装进腰包，卖力地往西涌的方向跑去，这时候，雨下得更大了，风也更大了，海浪也更大了，最美海岸线变成了一条生死线，在海岸上奔跑的时候，我不时要躲避巨浪，以免被浇成咸水鸡；在山脚上腾挪的时候，我不时要抬头仰望，生怕被滚落的石头砸中；我还要逆着泥石流攀爬向上，鞋子里流淌着昏黄的沙石。

这还不是我最担心的，奔跑中最让我放心不下的，还是怕老婆联系不上我着急，脑子里想象着各种场景，就怕一架救援直升机突然出现在我背后，那我该如何是好？

越想越着急，手机已经被雨水淋得打不开了，只能加快脚下的步伐，希望快点离开这是非之地。我忍不住想起了那位穿越东西涌意外身故的警察跑者，如果自己能侥幸出去，一定不敢再这样贸然行事。

最后 1 千米是纯粹的鹅卵石海滩，我如蜻蜓点水般在石头上跑动，海浪打过来的时候，我往岸边迈一大步，躲开它，海浪退去的时候，我再回到原来的轨道，继续向前，我看到了不远处西涌的沙滩，就像是看到了久违的家。

我知道，老天还是眷顾我的，他没有用海浪吞噬我，也没有用巨石砸晕我，他只是用暴雨把我从头浇到尾，顺便在临近终点的最后一步，绊了我一跤，给了一点点血的教训。

手机终于恢复功能的时候，我先给老婆发了条微信报了平安，随即打上车回到住处，汽车在盘山公路谨慎地开着，车外的暴雨丝毫没有减弱，临下车时，我又给司机发了20块的红包，那些在冒雨中前行的，都不容易。

东西涌穿越的经历，现在想想仍心有余悸，希望大家不要学我，冒险精神可以有，但没有准备的冒险就是冒失。

奔跑攻略：

一

只跑步是不够的

曾在一篇文章看到过，肌肉流失从30岁就开始了，人体的肌肉流失，会影响身体健康，尤其是中老年人。

我第一次去健身房，测完全身指标之后，教练就指着其中一项数据告诉我，你的代谢率有点低，主要是肌肉含量少，所以要多做力量训练，也就是抗阻训练，俗称“举铁”。

所以，包括现在许多人只跑步，只骑车，其实是不够的，如果要追上岁月，达到逆龄的效果，一定是要做抗阻力训练的。

有人说，跑步也是增长肌肉的过程啊。没错，特别是对于初跑者，刚开始选择一项运动，跑步可以有效增长肌肉。美国波士顿的运动生理学家兼跑步教练麦肯基研究发现："跑步的时候，大多数的肌肉工作或收缩的方式都是离心的，这给身体带来最大程度的负担。"这种负担是有益的，它虽然难受，却能有效地促进肌肉生长。

我刚开始跑步时，小腿肌肉圆鼓鼓的没有轮廓，跑了几年后，有一次在小区里跟一对夫妻聊天，女的问我是做什么的？男的抢话说，肯定是搞体育的，你看他小腿那腱子肉。对，小腿有肌肉线条了，好看了，这就是跑步的作用。

许多长跑运动员的小腿线条更是漂亮，只盯着腿看就够迷人的了。所以许多女生担心跑步粗小腿是不存在的，这是题外话。

那么，如果只跑步可以吗？答案是不行，毕竟跑步锻炼的肌肉群有限，集中在腿部和核心，还有许多地方没有训练到，这时候就一定要有针对性的训练，以及力量训练的加持。

许多跑者做得很好，除了路跑，平时也跑越野，越野赛都是有上下坡的，在跑动的过程中需要克服重力的影响，这就提高了肌肉的功能。还有速度训练，由于强度比较大，肌肉需要加快回弹的时间，长期锻炼，对增强肌肉很有帮助。

即使这样，练到的肌肉还是局限在腿部，上肢怎么办？背部怎么办？非举铁不行了。简单点的，做做俯卧撑、平板支撑、深蹲就很不错了，想起来就能做，不受场地、器材的限制，在这方面不要偷懒，只有肌肉增长了，麻烦才少。

只是在当下，多数跑步的都是年轻人，还不会有太明显的感觉，也不要侥幸，真上了岁数了，肌肉含量没跟上，就有烦恼事。

当下除了督促自己练起来，也不要忘了提醒正在跳广场舞的长辈们，其实这种单一的训练方式还是有问题的。人老了让他们一上来就举铁不现实，可以登登山，多做一些不同的运动，对延缓衰老有更大的帮助。

疫情期间，我就带着我妈爬了两次山，虽然她平时吃完饭也会在村里的小路上来回散步，但对于肌肉增长远远不够，爬一次山下来就气喘吁吁的。所以我告诉她，天气暖和了，就约上邻居，隔三岔五去登山，比散步有用得多呢。

所以，如果你已经跑了很长时间的步，别抱着以逸待劳的心态，主动给自己找一些“不舒服”，不断走出身体的舒适区。

附录

一

给儿子信：为什么我长大了还是普通人

一歌一笑：

今天上学的路上，一笑突然问我，爸爸，为什么你都长大了还是普通人？

小小年纪竟然问出这种问题，着实让我震惊，紧跟着是一时语塞。我承认这句话是有“杀伤力的”，普通人，似乎在所有人心里，都是不太想但又不得不接受的称谓。

我怀疑这个问题起源于昨晚你们俩看的那个音乐短片，名字是《小宝》，第一句歌词就是：并不是每个爸爸都能当首富。

于是，我借着这个思路，跟一笑说，这

个世界上大多数人都是普通人，只有极少数的人特别出名、特别有钱……

但回来的路上，我觉得我的回答是有问题的，我把普通人和公众人物的概念混淆了，特别出名的、特别有钱的也可能是普通人，普通人不一定不出名，没有钱。换句话说，衡量一个人是不是普通人，不应该简单地用名利二字衡量，他的判断是多方位的。

有一个典故，说乾隆皇帝下江南，看着江面上来来往往的船只问纪晓岚：你知道眼前有多少条船吗？纪晓岚说，总共只有两只，一只叫名，一只叫利。天下熙熙皆为利来，天下攘攘皆为名往。

从这个角度看，大家的目的都是一样的，不能说追求名的高于追求利的，也不能说追求利的高于追求名的。名和利，充满了人的一生，没有高下之分。

我突然又想到，一笑在听了我的回答之后，接着又问，那地铁上的司机、警察也是普通人吗？我说，是的。一笑可能觉得自己听错了，又确认了一遍。

我猜想，一笑一定把那些活跃在我们面前的“职业”赋予了不普通的含义。在他眼中，消防员、特警、机长这些平时不易接触到的人就是不普通的。

出于本能，我本来想告诉一笑这些人的普通之处，但转念一想，不对，我应该站在孩子的立场，用孩子的眼光去观察这个世界。换了角度，再看看周围的世界，立马变得不一样了，那些穿着不同制服的人，突然有了光彩。

我想到自己小时候，被问及最多的问题就是长大想当什么？男孩子往往会脱口而出：我要当警察。至于为什么，可能只是因为孩子们都怕警察，那时候的父母吓唬孩子最多的话就是，再不听话警察叔叔来抓你。在小小的心里，可能觉得，警察可以让那么多人害怕，也是一件挺酷的事。

我还想到一部电影《阿甘正传》，当被问及同样的问题时，阿甘说，难道我就不能当自己吗？

阿甘是一个低智商的人，但他的答案却很高级，虽然是傻傻地作答，却击中了每一个成人的内心。

是啊，我们在成长之初，非常简单，简单到当一名警察就能成为一名不普通的人。但为什么长大后，不论自己做了什么，都自动把自己归类为普通人了呢？

“普通人”是大众定义的，而每一个人都应该为自己定义一份“不普通”。

《小宝》的歌词继续在演绎：也不是所有老爸工作都很酷……

今天，我还看到一则访谈，问什么是理想的生活，那个人说，就两点，一是做自己喜欢的事，并且能养活自己；二是和喜欢的人在一起，并且让她快乐。

我做了运动自媒体，我觉得自己的工作挺酷的，你们的妈妈做了幼儿园老师，她深爱她的职业。但不是所有人都这样的，这个世界上，有太多人做着自己不喜欢的工作，受着没完没了的煎熬。也许，这种生活状态算不上理想，但如果仅凭此定义为“普通人”，我还是认为有失公允。

普通还是不普通，不等于幸福还是不幸福。许多我们世俗意义的“普通人”过着神仙艳羡的生活；同样的，一些“不普通的人”可能过得满心憔悴。

大概率上，你们兄弟俩长大了也是普通人，这不是消极的说法，而是对规律的一种认可。但正像爸爸说的，普通人心中同样有一份属于自己的“不普通”，这需要你们对生活有爱，对家人有爱，对工作有爱，最重要的，是对自己的选择有爱。拥有了爱的能力，你俩就是我们心中的太阳，虽然普通到无人注意，但也重要到不可缺少。

爱你们的爸爸

2021 年 4 月 6 日